GLAC edições

BONAVENTURE SOH
BEJENG NDIKUNG

As artimanhas do cuidado

tradução
Bruno da Silva Amorim

Dedico este livro a Theresia Lum Soh cujo cuidado tem sido incondicional e ilimitado. Que, ao dizer que se deve rir muito, mas nunca mostrar todos os dentes, ensinou-me que o cuidado vem com cautela. Que acredita que cuidar é também ser cuidado.

Carta da tradução à autoria pela edição[i] em consequentes quatro atos e fragmento e tomada únicos

Nota da tradução

Bruno da Silva Amorim

i N. da E.: O que você [tradução] acha de realizarmos uma nota da edição e da tradução para o livro apenas com as possíveis traduções do título do texto de Bonaventure como títulos de nosso texto, acompanhados exclusivamente de notas de rodapé que apresentam nosso debate sobre cada um dos termos cogitados?

Os delírios do cuidado
Ato I

Querido Bonaventure,

Gostaria de discutir a tradução do título do seu livro, *The delusions of care*. Sei que, em conversas anteriores que você teve com Leonardo Araujo Beserra (editor da GLAC), você preferiu utilizar "delírio"[ii] para traduzir "delusions".

ii N. da T: Delírio [do lat. *delirium*. Perturbação da consciência que distorce a realidade].

Quem define o delírio? A pessoa escravizada que sonha liberdade é "lunática", o senhorio que acredita em supremacia é "lúcido". Seriam estes os delírios úteis: a mãe que abraça o filho morto clamando justiça, uma criança em Gaza que dança sobre os escombros? Trocar delírios por palavras que descrevam a (in)sanidade desses malditos. Cada uso deveria vir acompanhado de um contraexemplo histórico: os diagnósticos de "drapetomania" dados a escravizados fugitivos no século XIX, os protestos de 2020, chamados de "tumultos irracionais" enquanto a polícia usava bombas de efeito moral contra corpos negros. Delírio é o termo que o poder adota para aquilo que não consegue controlar.

E por que "delírio" não se tornou o título? *The delusions of care* joga justamente com essa ambiguidade — a palavra "*delusion*" em inglês carrega tanto o sentido psiquiátrico quanto a ideia de ilusão proposital. Talvez "delírio" em português soasse demasiado clínico, perdendo a nuance daquilo mesmo que Ndikung quer preservar em seu livro. Ou talvez porque, no fim das contas, o livro não trata de delírios, mas da grande psicose social que chamamos de civilização. O verdadeiro delírio está em acreditar que esse mundo como o conhecemos faz sentido.

As artimanhas do cuidado
Ato II

No entanto, como tradutor, gostaria de propor uma alternativa que, acredito, apreende melhor a natureza da obra inserida no contexto brasileiro: artimanhas.[iii]

iii N. da T: Artimanha [do ár. *ṭarīqa*. Estratégia astuta para enganar].

Sinônimo de resistência quando praticada pelas travestis. É o pajubá. A artimanha é a geometria do oprimido — mapa desenhado na palma da mão antes da travessia, o verso cifrado nos cânticos de trabalho, o encontro que carrega mensagens proibidas. Motoboys e entregadores se articulando para cobrar mais um que violentou seu companheiro de trabalho. Toda artimanha deve vir acompanhada de uma nota em braile. Converter as metáforas coloniais com e por meio de nossas armadilhas poéticas.

Este jogo de espelhos ideológicos revela a verdadeira natureza do "cuidado" institucional: sempre uma armadilha disfarçada de proteção. Quando o assistente social bate à porta oferecendo "garantia de direitos", traz consigo o cadastro pronto para a vigilância.

Por isso a escolha do título: ele explicita que, por trás de todo "ato de cuidado", há uma artimanha do poder — e para cada artimanha do poder, há dez vezes mais artimanhas de resistência. O livro quer que nos percamos na espiral entre engano e massacre, sim, mas com um mapa minucioso das engrenagens que transformam cuidado em controle. Manter esta palavra nas margens, como sombra que acompanha cada página — e lembrar ao leitor e leitora: toda vez que você achar que está enxergando nitidamente, é quando sua visão estará mais ofuscada. Tirar os óculos da razão ocidental, dos aparatos securitários. Deixar que só a miopia revolucionária e comunitária nos cuide.

As ilusões do cuidado
Ato III

A palavra "delírio" em português carrega conotações clínicas e unilaterais muito fortes, quase sempre circunscrevendo o próprio conceito a uma individualização psicopatológica da chamada ilusão. Claro, seu livro certamente, em alguma dimensão, dialoga com essa dimensão — afinal, quem define o que é "delírio"? —, mas *The delusions of care* opera numa ambiguidade importante, isto é, não se trata apenas de uma ilusão[iv] patológica, mas, antes, de um engano produzido ideologicamente, uma distorção intencional da realidade que sustenta sistemas de poder.

iv N. da T: Ilusão [do lat. *illusionem*. Percepção distorcida da realidade].

Oxímoro central do par colonial-capital — arma letal quando mobilizada por eles (sempre eles), mas também o último refúgio dos que não têm mais nada além do sonho. De um lado, a ilusão do poder: a meritocracia que disfarça heranças de sangue e privilégios, a justiça e seus códigos legislativos, a fronteira como "defesa", o Estado-Nação como império imaginal sobre as incontáveis vidas obliteradas. Inserir nas entrelinhas o cheiro de gasolina antes do incêndio, o gosto amargo da ausência depois do desaparecimento de mais um jovem preto ou pardo.

Por que "ilusão" não foi escolhida como título? Porque *The delusions of care* precisava da palavra que denuncia o jogo duplo — não apenas a falsa percepção, mas especificamente a distorção proposital. "Ilusão" seria grande demais, abstrata demais. O livro poderia se chamar "manual do não-cuidado", pois ensina a ler nas entrelinhas das políticas que vestem seus *slogans* de diversidade, apoio e financiamento para melhor extrair. E como alerta: onde o poder diz "eu te protejo", leia-se "eu te controlo". Onde os subcomuns calam, saiba que estão se comunicando em códigos.

As aparências do cuidado
Ato IV

Mobilizar "delírio" como ideia central — estampada na capa — pode sugerir que o conteúdo do livro soe como um diagnóstico clínico, quando, na verdade, em minha leitura das entrelinhas, sua obra visa lançar luz sob a grande psicose: aquilo que chamamos de civilização. O verdadeiro delírio é acreditar, justamente, que essa ideia (civilização) faz sentido. Mas seu texto extrapola isso. Ele revela os mecanismos de poder, gestão e governamentalidade que operam por trás da própria aparência[v] de cuidado.

v N. da T: Aparência [do lat. *apparentia*. Aquilo que se mostra aos sentidos, em oposição à essência].

Campo de guerra semântico. Aparência é a incisão colonial que cinde a carne ferida na cena da subjugação — o jeito "adequado" para o emprego, o gênero que cabe na certidão compulsoriamente, a violência policial sempre-ainda antinegra. Substituir por fabulação e cortar frases onde "beleza" esconde linchamentos que visam apagar nossa indigenidade.

Aparência nunca é passiva, ela exige sangue como tributo.

E por que "aparência" não foi escolhida como título? *The delusions of care* joga com a dualidade política do cuidado — já "aparência" denuncia a farsa. Talvez Ndikung tenha optado pela sutileza do engano (*delusion*) em vez da obviedade (*appearance*). Riscar esta palavra do título não foi acidente, mas estratégia — afinal, o colonialismo sempre desejou que fingíssemos não ver as feridas abertas do terror sociorracial.

As agências do cuidado
Fragmento único

O que quero dizer é:[vi] "artimanhas" melhor apreende a força literária e ideológica por trás desse aparente "cuidado" institucional — a maneira como o poder simula e disfarça controle como proteção. Mas que, nas peculiaridades do seu pensamento, também evoca estratégias de resistência. Enquanto "delírio" pode vir a ser lido como algo dado, estático e monolítico, "artimanhas" implica agência — tanto a manipulação dos opressores (estes que exercem violência sob o pretexto do cuidado) quanto a própria subversão das pessoas oprimidas.

vi N. da E.: Sugiro, a partir disso, um título do qual podemos partir para escrever nossa rápida nota editorial e de tradução a propósito do título do livro. Você [tradução] já pode começar...

As armadilhas do cuidado
Tomada única

Assim, com o título, “artimanhas” não só evidenciaria a armadilha, mas apontaria para as brechas — onde a fuga e o contra-ataque se tornam possíveis. “Artimanhas” preserva a opacidade do original (*delusions*): a armadilha do poder (o “cuidado” que vigia, governa e interdita) de um lado e a inventividade minoritária (as táticas sociais de quem resiste) de outro. Se “delírio” nos faz questionar esta realidade, “artimanhas” nos ensina a mapeá-la visando, se não o seu fim, ao menos sua remixagem.[vii]

São Paulo, junho de 2025.

vii N. da T.: Sim. Então, que tal “Tradução como campo de guerra”?

Uma escrita desde o corpo, com o corpo e para além
Prefácio à edição brasileira
Ricardo Aleixo

I

Tendo o que chamo de *corpografia* como uma das bases para a reflexão sobre a arte da performance no contexto do tempo presente, é natural que eu me interesse, de saída, por Bonaventure Soh Bejeng Ndikung, pelo que há, na sua bonita figura, de vívida evocação de uma característica que não hesito em definir como africana e afro-diaspórica: a consciência de si mesmo, do próprio corpo e dos elementos que o ornam, como linguagem. Corpografia é, no tocante às pessoas pretas, uma escrita desde o corpo, com o corpo e para além das concepções de corpo instauradas pelo racismo que funciona como um disparador de informações indissociáveis da palavra que se pronuncia ou do texto que se escreve. É também um modo de pensar, viver e dizer, afirmativamente, o mundo.

Encontro exemplos que confirmam o que digo sempre que vou para a rua, aqui no lugar denominado Little Caribbean, região do Brooklyn, NY, onde vivem e por onde circulam pessoas oriundas da Jamaica, do Haiti e de muitos outros países com grande densidade populacional negra. Os jeitos de andar e a polirrítmica música da fala — entre álacre e rascante — formam, junto com as roupas, sempre muito "estilosas", um todo intersígnico que me ajuda a viver a vida (ou a me iludir com a hipótese de que efetivamente vivo a vida?), ao menos por alguns instantes, sem ceder ao horror que é a permanente sensação de habitar as "entranhas da besta", para citar a engenhosa e apavorante imagem evocada por Bonaventure Soh.

Não é difícil olhar para essas pessoas (algumas me lançam olhares que parecem ser de simpatia e, prefiro pensar assim, de aprovação pelo modo como estou vestido — e eu faço o mesmo em relação a elas) e me imaginar/fantasiar dentro de uma "afrotopia" que não carece nem dessa bela e instigante palavra cunhada por Felwine Saar, nem de qualquer outra palavra para se presentificar, nestes tempos em que nenhum lugar, no mundo inteiro, pode ser considerado "seguro" por quem se sabe sob a contínua mira da máquina mortífera a serviço do capitalismo e de suas linhas auxiliares — o racismo, o sexismo, a lgbtfobia, à gordofobia, a aporofobia, o etarismo, o capacitismo. Às vezes, durante o inverno, eu saía de casa, rumo ao supermercado ou à loja de bebidas, e me enternecia com a visão de um grande número de pessoas andando para lá e para cá, com a evidente intenção de aquecer o corpo, já que nem todos os prédios dispõem de aquecedor. Pior: por causa do extorsivo valor dos aluguéis, resta a boa parte da população pagar um pouco menos para morar nos *basements*, que se localizam um andar abaixo do térreo, sem ventilação e aquecimento. Nas estações do metrô, era possível encontrar um ou outro – eram homens, em sua maioria – que se deixava ficar pelos cantos, ou ainda, alguém que se deitava em um banco do trem e assim passava o dia, protegido dos rigores do frio.

Para fazer algum exercício físico fora do apartamento e, preciso admitir, também para enfrentar o medo de circular sozinho e acabar sendo detido pelos brutamontes do ICE [US/Immigration and Customs Enforcement's], habituei-me, nas saídas para a rua, a caminhar de três diferentes modos: 1) à maneira do Mookie, personagem do filme *Faça a coisa certa*, de Spike Lee, interpretado pelo próprio diretor; 2) imitando o escultor Maurino Araújo, que costumava fazer o trajeto do bairro Primeiro de Maio, na zona norte de Belo Horizonte, onde morava, até o centro da cidade, ouvindo música nos fones de ouvido e dançando — sua dança, alheia ao cinzento e feroz entorno, oscilava entre um rebolado que o senso comum definiria como *gay* e uma sutileza que lembrava o gestual do teatro nô; 3) gravando a mim mesmo com o celular, em videoperformances que depois eu compartilhava nas redes sociais. Certa manhã, resolvi fazer, enquanto me filmava, uma das improvisações vocais a que dou o nome de improvox, que é, basicamente, a entoação de longas frases assêmicas (= sem sentido) ou de sons sibilantes, em diferentes cadências, ora produzindo estalos com os lábios, ou com a língua tocando o palato e os dentes e alternando rapidamente entre os sons agudos, no limiar do falsete, e os muito graves, quase guturais. Eu tentava, durante o improviso, estabelecer algum "diálogo" com os sons dos carros e as vozes das pessoas. Quando entrei no supermercado, uma mulher me perguntou, visivelmente aflita, se eu falava *creole.* Ela apressara o passo para me alcançar e fazer a pergunta. Só consegui balançar a cabeça e rir sem graça e sem palavras, para dizer à mulher que não, não falo. Ela parece ter compreendido o estado de desolação em que eu me encontrava, porque me sorriu com os olhos, terna e compassiva, como que a dizer que estava tudo bem, que logo encontraria alguém que pudesse ajudá-la com o *creole.*

De novo em casa, voltei à leitura do livro de Bonaventure Soh — este que você tem agora em mãos. Abri-o numa página qualquer, como faço com muitos outros livros e, sem qualquer surpresa, topei com este parágrafo: "Há algumas semanas, em uma das manifestações do #BlackLivesMatter — contra o assassinato a sangue frio de George Floyd e contra o racismo sistêmico da polícia e de outras instituições — em frente à embaixada estadunidense em Berlim, sobrecarregado pelas adversidades e fardos do nosso tempo atual, eu me sentei, perdido em pensamentos, observando em silêncio. Resignado. Em meio aos meus pensamentos, uma jovem negra aproximou-se de mim, puxou assunto, perguntou quem eu era, o que eu fazia, de onde vinha etc. e nos demos conta de que havia muitos denominadores comuns. Após essa conversa, eu me senti animado, cuidado, visto. Foi como um recuo. Alguém parecia preocupado e sentiu vontade de compartilhar o peso que eu carregava nos ombros — apesar do fato de que ela obviamente tinha seu próprio fardo para carregar. Parecia que ela tinha vindo só para dizer 'Está tudo bem. Por favor, descanse um pouco. Você tem direito de estar cansado. Descanse e depois continue'. Em meio a esse mar de angústia, reivindicações e discordâncias, uma ilha de cuidados radicais foi construída e a força e o espírito se espalharam para seguir em frente."

Li e reli esse trecho um sem-número de vezes. Encantado com a precisão da escrita de Bonaventure Soh que, ao contrário do que faz a maioria dos/as pensadores/as da atualidade, sabe como ir direto ao ponto, ao invés de se lançar em contorcionismos pseudoteóricos, daqueles que levam a inteligência, a sensibilidade, o tempo e a paciência de quem os lê por um vasto e tortuoso caminho entre o nada e o lugar algum. E o ponto qual é? O reconhecimento de que a única espécie que goza do privilégio de ter nomeado a si mesma e a todas as demais espécies — e que definiu e põe em risco o próprio destino e o de todas as outras formas de vida — conduziu-nos ao beco sem saída em que o mundo se encontra, qualquer que seja o ângulo a partir do qual se contemple o problema concreto que é a assim chamada "humanidade".

Leio os escritos compilados neste livro como um conjunto de anotações feitas numa caderneta de campo — sem que isso diminua a sua relevância. Escritos naquele passado recentíssimo, que ainda não passou de todo (concluído em 2020, o livro teve sua primeira edição lançada no ano seguinte), quando passamos a contar com a onipresença da morte a espreitar cada uma de nossas ações cotidianas, esses textos são atravessados por um sentido de urgência que força quem os lê a lidar com a memória viva, incômoda e algo fétida da associação entre pandemia e ascensão da extrema-direita, que se rotinizou em diferentes partes do mundo, ao mesmo tempo que nos convida a refletir sobre o quanto nos empenhamos, de fato, na busca de uma redefinição da noção de cuidado — quer no âmbito das relações interpessoais, quer no da política internacional.

II

Frases de forte apelo imagético abrem cada uma das três partes deste livro: "Mas você não pode enganar todas elas o tempo todo: sobre as artimanhas do cuidado"; "Quem se importa com o cuidado quando ele mesmo é o álibi?: uma lamentação em 3 fragmentos e 7 músicas"; "A arrogância que te permite cortar o galho onde está sentado". A primeira parte subdivide-se em 8 "atos"; a segunda realiza-se, efetivamente, como uma "lamentação em 3 fragmentos e 7 músicas"; a terceira compõe-se de 7 "seções" e 1 "tomada". Confesso que me escapou o sentido dessa forma de estruturação do volume, que pouco ou nada contribui para a explicitação do pensamento do autor.

Depois de ter feito uma primeira leitura linear, página a página, experimentei ler os textos de modo mais livre, sem me ater às demarcações propostas por Bonaventure e assumindo a ideia de que tinha diante de mim não um livro pronto, e sim a tal "caderneta de campo" a que fiz menção linhas atrás. Li de trás para a frente, recombinei trechos, vocalizei-os em diferentes cadências. Cada nova experimentação me trazia a lembrança de como eu mesmo lidei, ali por volta de 2020, com as questões debatidas por Soh. Refiro-me a questões como a interrogação acerca de quem conformaria o "nós" — em contraposição a um "eles" bem mais fácil de se identificar —, que aparece já no primeiro texto do livro: "Embora a afirmação de que 'precisamos cuidar uns dos outros' seja, por si só, verdadeiramente importante nestes momentos sombrios de ressurgência protofascista ao redor do mundo [...], nós, de fato, precisamos cuidar uns dos outros, especialmente agora, à medida que testemunhamos os fracassos do Estado-Nação e o colapso da consciência, da percepção e da responsabilidade em relação ao nosso meio ambiente e aos nossos [...] co-humanos. O ceticismo saudável, que é um pré-requisito e que fundamenta a crítica, exige que façamos perguntas sobre quem é esse 'nós' e, consequentemente, os 'uns dos outros' dessa sentença, e o que realmente significa 'cuidar, tendo em vista a história que deu origem aos nossos tempos. Qual é o valor do cuidado e como podemos entender a política e a socioeconomia do cuidado?"

Interessam-me, de modo especial, os momentos em que o autor confia no "ceticismo saudável" de quem quer que venha a ler os seus escritos e despeja sobre nossa circunstancial "consciência humana" períodos desconfortáveis como este: "no Ocidente, principalmente na época do Natal ou em outras épocas de caridade, somos literalmente bombardeados com imagens de crianças pobres e famintas, vítimas de desastres, com barrigas inchadas e moscas em seus narizes e olhos, acompanhadas de grandes legendas que pedem atenção e cuidado. Para ofertar carinho em forma de alguns dólares, euros, libras ou qualquer outra moeda para alguma criança na África, na Ásia ou na América do Sul. Na TV, nos *outdoors*, nas igrejas e nos jornais, insinua-se que a redenção e a absolvição absoluta só podem ser alcançadas quando nos preocuparmos em ajudar os 'pobres'. Se fosse apenas individualmente, poderíamos entender, mas com muita frequência nos deparamos com a retórica de que os Estados ocidentais, os filantropos e as empresas oferecem recursos aos países africanos porque se importam profundamente com a África." Citando um artigo de Mark Anderson para o jornal *The Guardian*, em 2014, intitulado "Aid to Africa: donations from west mask '$60bn looting' of continent", Bonaventure Soh discorre sobre a "matemática do cuidado", operação que faz com que as potências ocidentais que enviam ao continente africano, todos os anos, "cerca de US$ 30 bilhões em 'recursos para o desenvolvimento'", obtenham lucros seis vezes maiores que o valor investido, digo, doado à guisa de "auxílio". "Dessa forma", conclui Bonaventure, "enquanto esses países ricos se parabenizam e batem nos ombros uns dos outros por serem tão generosos e cuidadosos para com a África, na realidade, eles fazem grandes negócios com o continente, e às suas custas."

III

Para finalizar estas breves notas de boas-vindas a Bonaventure Soh em sua primeira vez no complexo território que é o português-brasileiro, destaco um ponto que me comoveu muito durante as reiteradas — e "inortodoxas" — leituras que fiz de seu notável livro: a referência a canções de artistas como a sul-africana Lotta Mbulu (1942) e o haitiano Ti Manno (1953-1985). Interromper a leitura para procurar nas plataformas de *streaming* as canções citadas e comentadas por Bejeng Ndikung, além de me causar um grande prazer, fortaleceu minha convicção acerca da importância da música para o estabelecimento de um pensamento afrodiaspórico no mundo.

Lembrei-me logo de minha irmã Leda Maria Martins, que, em seu imprescindível *Performances do tempo espiralar*, cita o historiador Robert Farris Thompson para reafirmar que "África inaugura uma nova história da arte, uma história da arte dançante [e cantante e pensante, eu acrescentaria], que encontra específica e singularmente no corpo seu veículo exponencial de veridicção e de estilização". Lembrei-me, também, do meu irmão Fred Moten, que, na primeira visita que fiz à casa dele, em 2023, saudou-me com uma seleção de canções de Marvin Gaye, Milton Nascimento, Stevie Wonder e um ponto de terreiro cantado por Joãozinho da Gomeia ("o pavão /é um passo bonito// o pavão /é um passo bonito/ com suas penas dourada// e lá na aldeia/ os caboco goza").

É na temporalidade errática das canções que o "corpo negro", essa ficção colonial, livra-se do rótulo de descartabilidade (deixa de ser só um corpo, só carne, só mais um cadáver anunciado) que lhe é pespegado na testa pelo capitalismo e se torna vida plena, dançante, cantante e pensante. "A memória é tanto nossa maldição quanto nossa bênção", sentencia Bonaventure. Concordo. Leio o belo poema de M. NourbeSe Philip com que se inicia na terceira parte deste livro e penso na força da palavra poética, mesmo quando em estado de aparente mudez, inscrita na página e não na voz e no corpo. Poesia é respiração — sou uma das muitas pessoas que creem nisso — e é, também, memória de tudo que vive. Memória, talvez, até do hipotético futuro com o qual, apesar de tudo, ainda sonhamos e pelo qual lutamos. Como um tipo especial de cuidado. Só posso esperar que Bonaventure Soh Bejeng Ndikung nos deixe saber algo, daqui a não sei quantos anos, sobre a experiência de comandar uma das mais exitosas e longevas bienais de arte do mundo em um país cuja classe dominante parece dar tão pouco valor à vida.

Mas você não pode enganar todas elas o tempo todo: sobre as artimanhas do cuidado

Carecas, cabeça vazia
Todo mundo ficou mau
Situação, agravamento
Todo mundo alegando
Na suíte, no noticiário
Todo mundo come mal
Bang bang, morto a tiros
Todo mundo está louco
Tudo o que quero dizer é que
Eles não dão a mínima para a gente

— Michael Joseph Jackson, "They don't care about us"

Estamos cheios e cansados do seu jogo de -ismos
Morrer e ir para o céu em nome de Jesus, Senhor
Nós sabemos quando entendemos
Deus todo-poderoso é um homem vivo
Às vezes você pode enganar algumas pessoas
Mas você não pode enganar todas elas o tempo todo
Então agora vemos a luz
Nós vamos lutar por nossos direitos

— Bob Marley & The Wailers, "Get up Stand Up"

Ato 1
A reciprocidade do cuidado

Acredito que uma das expressões mais repetidas nos últimos anos — pelo menos na minha percepção — seja "precisamos cuidar uns dos outros". Isso tem sido assim, pelo menos desde o Brexit, a eleição do 45º presidente dos Estados Unidos, a marcha da extrema direita aos gritos de "os judeus não nos substituirão" ou declarações como "existem pessoas boas em ambos os lados", os assassinatos em massa no assim chamado Camarões Anglófono por um governo despótico que fez de reféns civis desse país pacífico por mais de 36 anos, mais recentemente, com as múltiplas ações da extrema direita contra pessoas de "aparência não alemã" nas ruas de Chemnitz, ou o grupo nacionalista de direita recém-descoberto que pretendia atacar os "estrangeiros" no dia 3 de outubro — dia da reunificação alemã.

Embora a afirmação de que "precisamos cuidar uns dos outros" seja , por si só, verdadeiramente importante nestes momentos sombrios de ressurgência protofascistas ao redor do mundo — características do que Kwane Dawes chama de "a mancha branca da supremacia branca" no poema "Black suits" —,[1] nós, de fato, precisamos cuidar uns dos outros, especialmente agora, à medida que testemunhamos os fracassos do Estado-Nação e o colapso da consciência, do percepção e da responsabilidade em relação ao nosso meio ambiente e aos nossos *Mitmenschen*[2], ou co-humanos. O ceticismo saudável, que é um pré-requisito e que fundamenta a crítica, exige que façamos perguntas sobre quem é

1 Kwame Dawes, "Black suits" em *City of bones – a testament* (Evanston, Northwestern University Press, 2017).

2 N. da T.: "*Mitmenschen*", em alemão, significa "companheiros" ou ainda "semelhantes".

esse "nós" e, consequentemente, os "uns dos outros" dessa sentença, e o que realmente significa "cuidar", tendo em vista a história que deu origem aos nossos tempos. Qual é o valor do cuidado e como podemos entender a política e a socioeconomia do cuidado? Existe um cuidado incondicional ou devemos sempre pensar no cuidado em relação a algum tipo de *Potlatch*,[3] algum tipo de dádiva e, portanto, em termos de obrigações e, mais ainda, na importância de retribuir o cuidado com igual valor ou idealmente maior, como sugeriu Marcel Mauss em *O ensaio sobre a dádiva*?[4]

Do que estamos falando, portanto, quando falamos sobre cuidado, principalmente quando o cuidar muitas vezes implica uma assimetria, um grau, uma hierarquia entre quem cuida e quem é cuidado? O que é o cuidado em um sistema constituído e estruturado em torno do ilimitado lucro, tão somente pelo lucro? E como poderíamos imaginar o cuidado sob as garras da soberania e sempre próximo ao veneno de *Staatsgewalt*?[5]

Pode parecer se tratar de uma questão de assimetrias ao assumir uma vantagem em nome do cuidado, mas, como Robert Nesta Marley disse em "Who the cap fit": Alguns vão comer e beber com você / Depois, falarão mal de você pelas costas [*Some will eat and drink with you / Then behind them su-su 'pon you*].

3 "*Potlatch*" é uma cerimônia de troca de presentes realizada por alguns povos indígenas da América do Norte. A palavra vem do Chinook Jargon e significa "dar" ou, ainda, "presente".

4 N. da T.: Marcel Mauss, "Ensaio sobre a dádiva: forma e razão da troca nas sociedades arcaicas", em *Sociologia e Antropologia, V. II*, trad. Paulo Neves (São Paulo, Cosac Naify, 2003).

5 N. da T.: "*Staatsgewalt*" é um termo alemão que pode ser traduzido como "poder estatal" ou "autoridade do Estado". Refere-se à soberania exercida pelo Estado, isto é, suas instituições e mecanismos de controle e repressão, como a polícia, o exército e o sistema judiciário. O conceito é frequentemente associado à Teoria do Estado e ao monopólio da violência legítima, conforme podemos observar em Max Weber, "A Política como Vocação", em *Ciência e Política – duas vocações*, trad. Leonidas Hegenberg e Octany Silveira da Mota (São Paulo, Cultrix, 1996), p. 53-124.

Ato II
Desestabilização das entranhas da besta

> *O que fazemos nas horas profanas da noite, na solidão gritante de um quarto de hotel, quando a escuridão da noite nos roubou a ilusão do sono, o que fazemos nas horas profanas da noite, na solidão gritante de um quarto de hotel, quando a escuridão da noite nos roubou a ilusão do sono, quando o fedor da escuridão pegou emprestado o nosso fôlego para refrescar o seu próprio, o que fazemos nas horas profanas da noite, na solidão gritante de um quarto de hotel, quando a escuridão da noite nos roubou a ilusão do sono, quando o fedor da escuridão tomou emprestado nosso fôlego para refrescar o seu próprio, quando precisamos ficar acordados para lembrarmos de não esquecer a banalidade do respirar.*[6]
>
> — Ocean Vuong, "Seventh Circle of Earth"

Ligamos a TV e pulamos de um canal para o outro, num esforço de matar o tempo e resgatar o sono. É exatamente nesse momento que nos deparamos com a CNN e somos agraciados com a presença de Bill e Melissa Gates em uma entrevista. Eles discutem sobre seus trabalhos filantrópicos, seus cuidados e seus desejos de acabar com a pobreza na África, e seguem falando que, para isso acontecer, os africanos precisam adotar medidas de controle de natalidade e populacional. O que me chama atenção, nesse momento, é a forma como o chamado "desenvolvimento da África", em particular, e do mundo não ocidental, de maneira geral, está frequentemente associado ao controle de natalidade e à redução populacional. E essa visão ainda é mantida, em grande parte, por não africanos e, mais do que isso, em nome

6 N. da T.: O trecho citado é parte do poema "Seventh Circle of Earth", em *Night sky with exit wounds* (Port Townsend, Copper Canyon Press, 2016), p. 41, do poeta vietnamita-americano Ocean Vuong.

do cuidado — porque se importam tanto com a África e desejam vê-la "desenvolvida". Em uma de suas primeiras e importantes visitas internacionais como chefe do Estado francês, durante a cúpula do G20 de 2017 em Hamburgo, o então relativamente novo, jovem e "progressista" Emmanuel Macron declarou em uma coletiva de imprensa que a África tinha problemas "civilizacionais" e que o maior desafio dos países africanos era o fato de que essas nações "ainda têm sete a oito filhos por mulher". A declaração de Macron não apenas evoca a "missão civilizadora" colonial da França, buscando assim dividir a população entre franceses e sujeitos africanos, "civilizando-os" *à la française*, mas também ecoa as palavras de Nicolas Sarkozy em seu discurso em Dakar, no Senegal, em 2007, quando afirmou que "a tragédia da África é que o africano não entrou totalmente na história... O camponês africano [...] só conhecia a eterna renovação do tempo, marcado pela repetição dos mesmos gestos e das mesmas palavras [...] Nesse mundo imaginário, onde tudo começa de novo e de novo, não existe espaço para o esforço humano nem tampouco para a ideia de progresso". No entanto, a presunção dos presidentes franceses não é nosso foco hoje, mas sim o controle de natalidade como uma forma de cuidado e catalisador do desenvolvimento: vamos em frente.

Como tudo isso me parecia uma mistura de pesadelo febril e truques de mau gosto, na manhã seguinte verifiquei o *site* da Fundação Gates, que dizia: "O programa de Planejamento Familiar da Fundação Bill & Melinda Gates está trabalhando para levar acesso à informação, serviços e métodos contraceptivos de alta qualidade a mais de 120 milhões de mulheres e meninas nos países mais pobres até 2020, sem coerção ou discriminação, com a meta a longo prazo de acesso universal ao programa voluntário de planejamento familiar". Em uma entrevista de 2016 ao *New York Times* com Melissa Gates, intitulada "Para Melinda Gates o controle de natalidade é a saída da pobreza para as mulheres", ela afirmou: "se você permitir que uma mulher — se você a aconselhar de maneira que seja realmente voluntária — tenha um método contraceptivo e ela puder espaçar os nascimentos, isso desbloqueia o ciclo de pobreza para ela".

Não estou, de forma alguma, questionando se a Fundação Gates tem boas intenções — embora alguém já tenha dito certa vez que o oposto de bom é a boa intenção —, mas a história do controle de natalidade, a raça/racismo e a classe/classismo, bem como as conexões entre a regulação de natalidade e o capitalismo neoliberal, escondidas sob a cortina de fumaça do cuidado. "Porque nos preocupamos tanto com você... tanto que você deveria sumir". No *site* da Fundação Gates, eles promovem o acesso a um bom atendimento médico, à educação infantil, à capacitação profissional, ao combate de doenças infecciosas e coisas do tipo, todos objetivos muito nobres. Mas não se trata apenas da Gates.

Naquela mesma manhã, conversar com Olivier Marboeuf sobre a gestão de instituições artísticas, culturais e sociopolíticas em duas cidades europeias — Khiasma, em Paris, e SAVVY Contemporary, em Berlim — foi como estar na barriga da fera. Então, o que significa quando a fera lhe diz que se importa tanto com você e que é por esse motivo que você está dentro dela? Estar na barriga da fera significa ter passado pela violência da mastigação, pela mistura peristáltica e por tantos outros processos mecânicos e químicos da digestão. Estando na barriga da fera, também não temos certeza sobre nossos vizinhos ou codigestores, tampouco sobre os agentes digestivos que nos acompanham nesse processo. Os agentes digestivos que, à primeira vista, parecem colaboradores no cotidiano podem, na verdade, servir aos propósitos da besta e não aos seus. Então, como podemos pensar o cuidado em um contexto como esse, considerando a infinidade de forças que, na realidade, trabalham contra e não a favor?

Talvez, então, administrar uma instituição ou fazer curadoria dentro da barriga da besta seja conjurar processos que desencadeiem uma diarreia ou que a acelerem. Diarreia, ou qualquer outro processo de desestabilização das entranhas da besta como forma de resiliência.

Ato III
Será que só eu sou desse jeito

Na videoinstalação *Am I the only one who is like me*, de 2017, Saddie Choua cola fragmentos de som, trechos de vídeos encontrados em arquivos de TV, livros e objetos. Esses elementos revelam estereótipos populares sobre africanos na mídia ocidental. Vídeos em pequenos monitores exibem a afirmação de Meryl Streep, durante a Berlinale, de que "somos todos africanos", em referência ao seu filme *Out of Africa*, o *live* AID '85 e o negócio de ajuda à África. Um monitor principal mostra a ativista estadunidense pelo controle de natalidade, enfermeira, escritora e defensora da Planned Parenthood, Margareth Higgins Sanger (1879-1966), todos inseridos em uma trilha sonora de Saul Williams cantando:

> Black Stacey / Eles me chamavam de Black Stacey / Eu nunca pude ser eu mesmo porque / para mim eu sempre fui Black Stacey, com *polka dots* / E *paisley*, um *double goose* / E sapatos *bally*, você pensou que isso não me incomodaria / Eu era Black Stacey / O filho dos pregadores do Haiti / Que rimava muito e sempre sabia os passos de dança na festa / Eu era Black Stacey / Você pensou que isso não me afetaria, mas afetou, porque eu era apenas uma criança.

O vídeo com Margaret Sanger aborda o legado controverso de seu apoio à eugenia, as conexões entre o controle de natalidade — um termo que ela cunhou e popularizou — e o racismo, e a maneira como todas essas ideologias encontraram maneiras de se infiltrar nas políticas e economias atuais de controle de natalidade. Embora possamos optar por ignorar o trabalho de Choua por ser uma obra de arte que usa tecnologias de colagem que podem não retratar toda a verdade, não é possível ignorar a cuidadosa pesquisa e os textos confiáveis da pesquisadora e militante política Angela Davis, que em 1982 publicou "Racismo, controle de natalidade e direitos reprodutivos" em seu livro *Mulheres, raça e classe*.[7] Nessa publicação inspiradora, Davis começa reconhecendo a importância do controle de natalidade — a escolha individual, a contracepção segura e o aborto quando necessário — como um "pré-requisito fundamental para a emancipação das mulheres". Ela inicia discutindo como o direito ao controle de natalidade poderia beneficiar as mulheres de todas as classes e raças, mas que, na realidade, as preocupações das mulheres da classe trabalhadora e das mulheres não brancas eram frequentemente ignoradas. Pior ainda, "os argumentos desenvolvidos pelas defensoras do controle de natalidade se basearam em premissas flagrantemente racistas".[8] Ao analisar a maneira pela qual o registro histórico do movimento de controle de natalidade falhou em enfrentar os desafios do racismo e de classe, Davis traça uma genealogia das "bases ideológicas do próprio movimento de controle de natalidade". Ela, citando *The history of woman suffrage* [A história do sufrágio feminino],[9] destaca que, no final do século XIX, a taxa de natalidade da população branca nos Estados Unidos estava em declínio significativo, o que, naquela época, era visto como uma redução acentuada na atividade sexual. Uma queda drástica na taxa de natalidade significava, obviamente, uma redução da força de trabalho e gerava temores na população branca de que a diminuição de sua população resultaria em uma perda de poder em relação a outros

7 Angela Davis, *Women, race & class* (Nova Iorque, Random House, 1981); ed. bras.: *Mulheres, raça e classe*, trad. Heci Regina Candiani (São Paulo, Boitempo, 2016).

8 Ibidem, p. 203.

9 Elizabeth Cady Stanton *et al.* (orgs.), *The history of woman suffrage* (Rochester, S. B. Anthony; Nova Iorque, National American Woman Suffrage Association, 1881-1922, 6 vols.).

grupos raciais subjugados. Assim, essa redução na taxa de natalidade foi instrumentalizada tanto por capitalistas quanto por racistas. Davis escreve:

> Já que as mulheres brancas nativas estavam dando à luz menos crianças, o fantasma do "suicídio de raça" foi levantado nos círculos oficiais. Em 1905, o presidente Theodore Roosevelt concluiu seu discurso durante o jantar do Lincoln Day com a declaração de que "a pureza da raça deve ser mantida". Em 1906, ele equiparou abertamente a queda na taxa de natalidade entre a população branca nativa à iminente ameaça do "suicídio de raça". Em seu discurso sobre o estado da União daquele ano, Roosevelt fez uma advertência às mulheres brancas de famílias aristocráticas engajadas na "esterilidade voluntária – o único pecado para o qual a pena é a morte da nação, o suicídio da raça".[10]

Davis demonstra que o fato dessas mulheres, integrantes do movimento sufragista, terem aceitado a tese do "suicídio de raça" refletia a capitulação do movimento a uma postura racista, uma vez que o controle de natalidade havia se tornado um instrumento para

> prevenir a proliferação das "classes baixas" e como um antídoto ao suicídio de raça. Este poderia ser prevenido pela introdução de métodos contraceptivos entre a população negra, imigrante e pobre em geral. Assim, as brancas prósperas de sólida linhagem ianque poderiam continuar sendo superiores em número na população. Dessa forma, o viés de classe e o racismo se infiltraram no movimento pelo controle de natalidade ainda em sua infância. [...] O que era reivindicado como um "direito" para as mulheres privilegiadas veio a ser interpretado como um "dever" para as mulheres pobres.[11]

10 Angela Davis, *Women, race & class*, p. 120.

11 Ibidem, p. 121.

Davis se dedica a explorar as origens do pensamento de Margaret Sanger e toda a sua campanha pelo controle de natalidade. Sanger, proveniente da classe trabalhadora e mãe de onze filhos, acreditava firmemente que as mulheres da classe trabalhadora precisavam ter o direito de planejar suas gestações de maneira autônoma. Como membro do movimento socialista, enfermeira experiente e ativista, ela conhecia muito bem os bairros pobres e de classe trabalhadora de Nova Iorque. Foi nesse contexto que Sanger, de acordo com sua autobiografia, ao visitar como enfermeira o Lower East Side, em Nova Iorque, encontrou Sadie Sachs, uma mulher de 28 anos, que havia tentado fazer um aborto por conta própria. A sra. Sachs, que precisava desesperadamente de orientação sobre prevenção de natalidade de seu médico, não a recebeu e, três meses depois, morreu em decorrência de outro aborto autoinduzido. Essa tragédia levou Margaret Sanger a dedicar toda sua vida à propagação de métodos contraceptivos e ao controle de natalidade.

Com o passar do tempo, Sanger rompeu seus vínculos com o partido socialista, construindo uma campanha independente pelo controle de natalidade, e foi profundamente influenciada pela propaganda antinegra e anti-imigrante que ganhava força na época. Lenta, mas seguramente, a campanha pelo controle de natalidade adotou a ideologia racista do "suicídio de raça", especialmente por meio do seu alinhamento com o movimento eugenista. De acordo com Davis, "em 1919, a influência do eugenismo no movimento pelo controle de natalidade era inequívoca".[12] Em um artigo publicado por Margaret Sanger no jornal da Liga Estadunidense pelo Controle de Natalidade, ela afirmou que "a questão principal do controle de natalidade" era "mais crianças para

12 Angela Davis, *Women, race & class*, p. 213.

os aptos, menos crianças para os inaptos".[13] No jornal da Liga, Guy Irving Birch, diretor da Sociedade Eugenista Estadunidense, defendia "o controle de natalidade como uma arma para evitar que o povo estadunidense fosse substituído pela provisão negra ou estrangeira, seja pela imigração, seja por taxas de natalidade excessivamente altas, entre outras causas, neste país".[14] Como destacado por Davis, esses pensamentos estavam alinhados com os de Margaret Sanger, que, em um discurso na rádio pública, declarou que "pessoas com atraso e deficiência mental, epiléticas, analfabetas, miseráveis, que não têm condições de obter emprego, criminosas, prostitutas e viciadas deveriam ser cirurgicamente esterilizadas [...] Se quisessem, disse ela, essas pessoas poderiam escolher uma vida inteira de segregação em campos de trabalho". Agora, o cenário e o ritmo estavam definidos pela equivocada e racista esterilização compulsória e pelo controle de natalidade em massa da população negra. Em 1939, a Federação dos Estados Unidos pelo Controle de Natalidade criou um "Projeto Negro" para reduzir a população negra, pois, nas palavras da Federação, "a massa de negros, particularmente no Sul, ainda se reproduz de forma negligente e desastrosa, resultando no aumento, entre os negros ainda mais do que entre os brancos, daquela parte da população que é menos apta para criar filhos de maneira adequada". Dessa forma, o controle de natalidade perdeu seu potencial progressista de defesa dos direitos individuais ao controle de natalidade e se transformou no braço executor de uma estratégia racista de controle populacional.

Dos muitos exemplos de esterilização compulsória citados por Angela Davis, vale a pena mencionar

13 Ibidem.

14 Ibidem.

brevemente dois: o caso das irmãs Relf (Minnie Lee, de 12 anos, e Mary Alice, de 14 anos), que foram cirurgicamente esterilizadas por ordem do Comité de Ação Comunitária de Montgomery, financiado pelo Departamento de Saúde, Educação e Bem-Estar, e o caso na Carolina do Sul, em que dezoito mulheres Aiken foram esterilizadas pelo dr. Clovis Pierce no início dos anos 1970, porque ele estava "cansado de pessoas que se divertem por aí, tem bebês e pagam por eles com meus impostos".[15] É curioso que o dr. Pierce tenha recebido cerca de US$ 60.000 em dinheiro dos contribuintes pelas esterilizações que realizou, e a Associação Médica da Carolina do Sul declarou que os médicos tinham o direito moral e legal de exigir autorização para esterilização antes de aceitar um paciente. Não é preciso dizer que, além das mulheres negras, mulheres indígenas, mexico-americanas e porto-riquenhas também eram alvos prioritários da esterilização. Como Davis ressalta, "em um dos panfletos do Departamento de Saúde dirigidos a essa população, há uma ilustração de uma família com *dez crianças* e *um cavalo* e outro de uma família com *uma criança* e *dez cavalos*. Os desenhos dão a entender que ter mais crianças significa mais pobreza, enquanto ter menos crianças significa prosperidade".[16]

Nesse contexto, a pergunta que importa é: como é possível pensar em um ato inocente de controle de natalidade se estivermos cientes dessa história? Como é possível "vender" o controle de natalidade como cuidado e como remédio ou arma contra a pobreza se estivermos cientes dos intrincados laços entre capitalismo, racismo e dizimação populacional? A pesquisa e a produção intelectual de Davis abordam apenas a situação histórica dos Estados Unidos, onde a população branca parecia

15 Ibidem, p. 125.

16 Angela Davis, *Women, race & class*, p. 218, grifo do original.

desestabilizada e ameaçada por uma pequena queda no número de nascimentos de brancos. Imagine o medo branco em escala global diante de um aumento constante das taxas de natalidade dos povos da América Latina, da Ásia e, principalmente, da África. Em nenhuma circunstância este ensaio deve ser mal interpretado como um apelo contra o controle de natalidade. Não, não é. O direito ao controle de natalidade — de determinar quando, com que frequência, como e com quem a natalidade acontece — é indiscutivelmente um direito fundamental de todos os sujeitos, independentemente de classe, raça ou grupo social. Mas no momento em que o controle de natalidade é vendido por filantropos como a solução para a pobreza, precisamos dar um passo atrás e refletir.

Ato IV
A mercantilização do cuidado

A imagem que Angela Davis evoca da família indígena com o cavalo/cavalos é uma imagem bastante familiar. Especialmente no Ocidente, e principalmente na época do Natal ou outras épocas de caridade, somos literalmente bombardeados com imagens de crianças pobres e famintas, vítimas de desastres, com barrigas inchadas e moscas em seus narizes e olhos, acompanhadas de grandes legendas que pedem atenção e cuidado. Para ofertar carinho em forma de alguns dólares, euros, libras ou qualquer outra moeda para alguma criança na África, na Ásia ou na América do Sul. Na TV, nos *outdoors*, nas igrejas e nos jornais, insinua-se que a redenção e a absolvição absoluta só podem ser alcançadas quando nos preocuparmos em ajudar os "pobres". Se fosse apenas individualmente, poderíamos entender, mas, com muita frequência, deparamo-nos com a retórica de que os Estados ocidentais, os filantropos e as empresas oferecem recursos aos países africanos porque se importam profundamente com a África. No artigo de 2014, de Mark Anderson, para o *The Guardian*, intitulado "Aid to Africa: donations from west mask '$60bn looting' of continent", é apresentado um relatório que pertence a um grupo de ONGs que afirma que os países ocidentais usam a retórica de ajuda à África "como uma cortina de fumaça para esconder o 'saque sustentado' no continente, que perde quase US$60 bilhões por ano com a evasão fiscal, a mitigação das mudanças climáticas e o desvio dos lucros obtidos por empresas multinacionais estrangeiras.[17] A matemática do cuidado, conforme

17 Mark Anderson, "Aid to Africa: donations from west mask '$60bn looting' of continent" [Ajuda à África: doações ocidentais escamoteiam 'saques de US$ 60 bilhões' do continente], *The*

descrita no artigo, afirma que, embora os países ocidentais enviem à África, anualmente, cerca de US$ 30 bilhões em "recursos para o desenvolvimento", mais de seis vezes esse valor deixa o continente, geralmente para os mesmos países que forneceram o "auxílio". Dessa forma, enquanto esses países ricos se parabenizam e batem nos ombros uns dos outros por serem tão generosos e cuidadosos para com a África, na realidade, eles fazem grandes negócios com o continente e às suas custas. Na verdade, a situação é ainda mais perversa, porque é até improvável que a chamada ajuda que é oferecida chegue ao seu destino. Isso significa dizer que talvez apenas $0 chegue ao destino, enquanto $180 bilhões saem. Kenneth Rogoff, em sua resenha do livro *The great escape: health, wealth and the origins of inequality,* de Angus Deaton, destaca a sugestão do autor de que, na maioria das vezes, a ajuda ocidental serve para aliviar "a culpa dos doadores em vez de melhorar a situação daqueles que a recebem".[18] Deaton também questiona se aqueles que oferecem ajuda passariam no juramento de Hipócrates de "primeiro, não cause danos"[19]. Isso é importante justamente porque não só o cuidado oferecido na forma de ajuda — um tipo de cuidado que eventualmente, se não frequentemente — pode

Guardian, 15 de julho de 2014, disponível em: https://www.theguardian.com/global-devel-opment/2014/jul/15/aid-africa-west-looting-continent. N. da E.: Para a edição inglesa, todos os endereços eletrônicos foram acessados pelo autor nos dias 9 de setembro e 15 de novembro de 2020. Para a presente edição, foram acessados ou atualizados ao longo do mês de julho de 2025.

18 Kenneth Rogoff, "The pros and cons of aid to developing economies" [Os prós e contras da ajuda direcionada a economias em desenvolvimento], *The Guardian*, 6 de janeiro de 2014, disponível em: https://www.theguardian.com/business/economics-blog/2014/jan/06/pros-cons-aid-developing-economies.

19 N. da T.: Esta frase não aparece textualmente no juramento de Hipócrates. Na verdade, deriva de um princípio semelhante presente em seus escritos: "Em relação às doenças, exercita-se em duas coisas: ajudar, ou, pelo menos, não causar dano." (Hipócrates, epidemias, 1,11).

resultar em mais danos, como corrupção, dependência, negligência dos atores regionais e outros, mas também o cuidado que de fato chega porque o suposto prestador, aquele que oferece, na verdade causou indiretamente o problema, ou está inserido na estrutura sociopolítica ou desfruta dos privilégios daqueles que o causaram. Como podemos, então, pensar o cuidado em um contexto no qual uma situação de desespero é provocada ou evocada apenas para que o cuidado seja oferecido? A economia ou a mercantilização do cuidado exige que examinemos não apenas a motivação por trás do cuidado, por trás da retórica da filantropia ou do humanismo, mas que consideremos a construção e a ficção do cuidado como parte integrante de um empreendimento capitalista que gera a necessidade de cuidado para, em seguida, oferecê-lo, como uma forma sofisticada de cosmética do cuidado.

Nesse sentido, é preciso que olhemos para a tragédia no Mar Mediterrâneo de forma diferente. Todos nós conhecemos as águas da África Ocidental que foram exploradas por grandes petroleiros espanhóis e europeus, de modo que as pessoas agora são interditadas de viver da pesca em lugares como o Senegal. Conhecemos a destruição em massa de terras agrícolas causada por grandes empresas petrolíferas que extraem petróleo e despejam seus resíduos na região de Ogoni, na Nigéria. Conhecemos as economias enfraquecidas em muitos países africanos em razão dos preços abusivos dos produtos que chegam ao continente vindos do Ocidente, de modo que os agricultores e as empresas locais não conseguem se sustentar. Além dos enormes problemas climáticos que têm forçado as pessoas a fugirem de seus países e a correrem riscos extremos ao atravessar o Mar Mediterrâneo para chegar à Europa. A natureza entrelaçada de causa e efeito exige uma reflexão sobre como até mesmo aqueles que estão empenhados em salvar as vidas daqueles que estão prestes a se afogar no Mar Mediterrâneo estão, na verdade, envolvidos nas — ou pelo menos lucrando e sendo sustentados — pelas mesmas forças que levaram essas pessoas a fugirem de seus lares em primeiro lugar.

Ato V
Gerenciando e manejando o cuidado

Uma característica do tipo de cuidado que vem com uma enorme lacuna de poder é sua capacidade de manter o *status quo*. Isso significa que, com essa diferença de poder, o sistema de entendimento exige que o receptor permaneça na extremidade receptora e o doador na extremidade que oferece. Não porque algum deles precise estar nessa posição, mas porque o receptor se torna dependente do cuidado prestado, e o doador, lucra enormemente com ele. Essa relação, um tanto tóxica, manifesta-se de várias maneiras, e o setor farmacêutico pode ser um estudo de caso perfeito para tais dependências. Em março de 2018, a célebre fotógrafa Nan Goldin e muitos outros ativistas antiopioides realizaram um protesto na ala Sackler do Metropolitan Museum of Art de Nova Iorque — nomeada em homenagem à família por trás da Purdue Pharma, os irmãos Sackler, que doaram US$ 3,5 milhões para a construção da ala no ano de 1970. A Purdue Pharma é famosa pelo OxyContin®, um analgésico amplamente prescrito e usado, cujo principal componente, a oxicodona, tem sido altamente associado a mortes por overdose de opioide. "Desenvolvido para tratar dores agudas pós-cirúrgicas e pacientes terminais de câncer, esse remédio foi comercializado como um tratamento para a dor crônica. No entanto, descobriu-se que ele poderia causar dependência mesmo quando prescrito. A Purdue Pharma é alvo de ações judiciais, mas nenhum dos irmãos Sackles está sendo processado. Em 2007, a Purdue declarou-se culpada de acusações federais por enganar reguladores, médicos e pacientes sobre o risco de dependência e abuso do OxyContin. Os membros da família Sackler não foram acusados".[20] O OxyContin se tornou uma droga altamente

20 Joanna Walters, "Artist Nan Goldin stages opioids protest in

viciante nas esquinas das ruas, tanto quanto nos arranha--céus da cidade de Nova Iorque. E as pessoas se tornaram viciadas e morreram por causa de um "meio de tratamento" que nunca foi projetado para ajudá-las, mas sim para mantê-las em um espaço de dependência. Um cuidado que sempre mantêm você na necessidade de mais cuidado. A dependência do e na relação com o cuidado.

Como sabemos, as crianças que são diagnosticadas com Transtorno de Déficit de Atenção e Hiperatividade (TDAH), muitas vezes em idade escolar muito precoce, em virtude de sintomas como desatenção, hiperatividade e impulsividade, são frequentemente submetidas a medicamentos não convencionais. É um fato médico que estimulantes como metilfenidato (por exemplo, Ritalina) ou anfetaminas (por exemplo, Adderall) e não estimulantes como atomoxetina (por exemplo, Strattera) ou clonidina (por exemplo, Kapvay) não podem realmente curar o TDAH, mas apenas melhorar a capacidade de concentração ou ajudar a desacelerar. Ainda assim, esses mesmos medicamentos, que afetam e têm como alvo o sistema nervoso central das crianças, são amplamente prescritos para e altamente utilizados por crianças, mais ainda por adultos, e, como todo "*speed*" ou "*upper*",[21] levam a algum grau de dependência.

O que interessa aqui é, obviamente, o gerenciamento do cuidado, o círculo da dependência que o cuidado gera, os enganos e a falsidade daquilo mesmo que é ofertado em um prato de prata como cuidado àqueles que mais precisam dele.

Metropolitan Museum Sackler Wing" [Artista Nan Goldin organiza protesto contra opioides na ala Sackler do Metropolitan Museum], *The Guardian*, 11 de março de 2018, disponível em: https://www.theguardian.com/us-news/2018/mar/10/opioids-nan-goldin-protest-metropolitan-museum-sackler-wing.

21 N. da T.: "*speed*" e "*upeer*" são gírias que se referem aos estimulantes como anfetaminas e metanfetaminas, conhecidas por aumentar a energia e o alerta, ambos em contraste aos "*downers*" — depressores, como calmantes e/ou sedativos.

Ato VI: O Estado-nação como cuidador / prestador de cuidados

Existe um pacto entre o Estado-nação e sua população ou habitantes que estabelece que, ao pertencer ou residir nesse espaço, trabalhar e pagar impostos para o Estado, ou mesmo apenas participar ou contribuir para a existência do Estado, este teria a responsabilidade de cuidar de seus cidadãos e moradores. Dessa forma, o cuidado do Estado para com os seus "sujeitos" assumiria a forma de viabilizar infraestruturas sociais e econômicas destinadas a beneficiar a população ou fornecer sistemas de seguridade social capazes de facilitar a capacidade do indivíduo de criar sua própria segurança econômica, e protegê-los da violência. O Estado deve proporcionar segurança por meio de uma estrutura de lei e ordem, protegendo seus cidadãos de ataques externos e de uns contra os outros. Cada cidadão de um país espera que o Estado ofereça soluções para questões de segurança nacional e global, bem como para os desafios relacionados à saúde, demografia, economia e meio ambiente. Isso é exatamente o que faz um Estado de bem-estar social, no qual o governo reduz obstáculos e dificuldades e, como mediador, fornece ajuda e auxílios para os cidadãos e habitantes que são menos privilegiados, vulneráveis e não podem se sustentar, por questões relativas à doença, idade, invalidez, desemprego ou outras formas de despossessão.

Em um país como Camarões, pode-se questionar, com razão, como essas noções que definem as responsabilidades de um Estado-nação se aplicam. Considerando que o país é governado por um único presidente há 36 anos — desde 1982 —, a corrupção e a insegurança social são parte do dia a dia. O conceito de "cuidado" por parte do Estado para com sua população foi desmantelado ao ponto de praticamente desaparecer. Basicamente, o Estado-nação de Camarões confiscou os direitos de seus cidadãos a qualquer forma de seguridade social, econômica e política, sem mencionar a segurança física e mental, que é minada por uma crescente violência diária.

Quando meu pai solicitou sua aposentadoria, após trabalhar para o Estado por mais de 40 anos, contribuir para pesquisas no campo das ciências sociais em instituições públicas de pesquisa e ensino administradas pelo Estado e, mais importante ainda, após pagar impostos aos cofres do país — entre outros, para garantir o benefício da aposentadoria —, ele teve que aprender que receber uma pensão não era algo implícito. Em outras palavras, o Estado ao qual ele não apenas serviu, mas pagou ativamente para que cuidasse dele quando não pudesse mais trabalhar por causa da idade avançada, não estava disposto ou não era capaz de cuidar dele quando ele mais precisou. Assim, durante dois anos, minha mãe viajou regularmente, quase mensalmente, oito horas de carro de Bamenda até a capital Yaoundé para tentar convencer funcionários públicos, políticos e uma grande parcela de gestores — intermediários responsáveis pela negociação entre os aposentados não remunerados e os contadores do Estado — de que seu marido tinha direito ao dinheiro com o qual ele havia contribuído para seu plano de aposentadoria. A promessa do Estado de cuidar dos idosos se tornou um fardo para as populações menos favorecidas e uma fonte de enriquecimento para os vampiros que impediam que as aposentadorias chegassem aos legítimos e merecidos pensionistas, e para os abutres que aguardavam para lucrar com a morte deles. Isso foi há 20 anos. Agora, a situação foi de mal a pior, como costumamos dizer. Isso porque, de acordo com a estimativa conservadora da ACNUR de novembro de 2018, 30 mil refugiados[22] camaroneses "anglófonos" fugiram da violência nas regiões sudoeste e noroeste de Camarões em busca de refúgio na Nigéria neste ano. O país havia se tornado inóspito demais para eles, pois o próprio governo, a polícia e o exército — que, de acordo com o pacto entre o Estado e os cidadãos, deveriam lhes oferecer segurança e proteção — voltaram-se contra eles com todo o seu poder militar. "Quatro em cada cinco pessoas registradas até agora são mulheres e crianças, expulsas depois que os protestos do ano passado se tornaram violentos", afirmou o *site* da ACNUR. Os mais vulnerabilizados da sociedade, aqueles que, acima de tudo, mais precisam dos cuidados do Estado, aqueles de quem mais dependemos e que são os pilares do Estado e de seu futuro, tiveram que sucumbir ao descuido literal e à violência de um Estado perverso. Mas o que é ainda mais relevante em tudo isso é a impressão dada de que a violência exercida pelo Estado sobre os camaroneses "anglófonos" é uma questão de cuidado com o Estado, ou seja, para salvar o Estado da divisão, mantendo sua unidade. Esse é, de fato, o ponto crucial ao qual me refiro neste capítulo — o não cuidado como um suposto meio ou forma de possibilitar o cuidado. Assim, enquanto os "anglófonos" estão sendo assassinados, a propaganda governamental para "francófonos" os tranquiliza, afirmando que isso é necessário não apenas para manter o país unido, mas também para garantir aos francófonos uma existência e um cuidado melhores dentro desse território chamado Camarões. Como o cuidado oferecido a um grupo se relaciona com a falta de cuidado para com o outro, mesmo quando o primeiro não

22 "Fleeing violence, Cameroonian refugee arrivals in Nigeria pass 30,000" [Fugindo da violência, refugiados camaroneses na Nigéria ultrapassam 30 mil], *UNHCR – The UN Refugee Agency*, 9 de novembro de 2018, disponível em: https://www.unhcr.org/en-lk/news/briefing/2018/11/5be551224/fleeing-violence-cameroonian-refugee-arrivals-nigeria-pass-30000.html.

recebe, de fato, mais cuidado do que o último? Podemos considerar o caso dos Estados Unidos atualmente, em que a promessa de construir um muro representa uma metáfora perfeita de um "não cuidado como medida de cuidado". Isso pode ser traduzido como o México pagará para que os Estados Unidos cuidem dos estadunidenses por meio do não cuidado aos imigrantes. A promessa é que, ao construir um muro e barrar a "caravana", os "homens maus", os "imigrantes criminosos", os "traficantes de drogas" e outros termos depreciativos que Trump usou para descrever o "outro", os estadunidenses ou aqueles que moram nos Estados Unidos terão mais segurança e cuidado garantidos. A maioria dos especialistas em questões fronteiriças[23] deixou claro que, mesmo que o muro seja construído, ele não contribuirá significativamente para a redução da imigração ilegal para os Estados Unidos, pois a maioria dos imigrantes ilegais no país chega legalmente e ultrapassa o prazo de permanência — especialmente canadenses. Os "novos dados do Departamento de Segurança Interna dos Estados Unidos (DHS) revelam que uma das principais fontes de imigração ilegal para os Estados Unidos são as pessoas que chegam legalmente e depois excedem o prazo de validade dos seus vistos. O Departamento de Segurança Interna dos Estados Unidos (DHS) estima que, dos 45 milhões de imigrantes que entraram nos Estados Unidos por via aérea ou marítima com vistos de turismo ou negócios que expiraram em 2015, cerca de 416.500 ainda estavam vivendo no país em 2016".[24] Além disso, é mais provável que traficantes de drogas e de armas utilizem portos de entrada oficiais ou rotas alternativas de passagem do que desertos e rios. De qualquer forma,

23 Michael Dear, "5 Problems the wall won't solve," [5 problemas que o muro não resolverá], *Politico Magazine*, 28 de fevereiro de 2017, disponível em: https://www.politico.com/magazine/story/2017/02/trump-wall-mexico-problems-immigration-214837/.

24 Ibidem.

o que parece importar não é a ideia de que o governo em vigor se preocupa mais com seus cidadãos e lhes ofereça mais oportunidades e um sistema social e econômico melhor, mas sim a falta de cuidado para com aqueles que podem estar em busca de pastos mais verdes. Assim, a real melhoria na vida das populações/moradores está ausente, mas, ao construir um muro, as populações/moradores têm a impressão de maior segurança e cuidado. Mas por quanto tempo é possível enganar as pessoas?

Outro exemplo relevante são os esforços de Trump para revogar a lei de Proteção ao Paciente e Assistência Médica Acessível (PPACA), conhecida como "Obamacare", considerada a maior inovação na área da saúde nos Estados Unidos em décadas. Vale a pena destacar isso como um esforço significativo do Estado para tentar "cuidar" de sua população e como, imediatamente após essa iniciativa, as forças do capitalismo neoliberal buscaram desmantelar esse "cuidado" por meio do processo que chamo de "não cuidado como medida de cuidado". A lei de Proteção ao Paciente e Cuidado Acessível tinha como objetivo estender o seguro-saúde a mais de 15% dos estadunidenses que não tinham cobertura, especialmente aos mais pobres e idosos, propondo que as crianças permanecessem no plano de saúde dos pais até os 26 anos, que nenhum doente ou pessoa com uma condição médica preexistente pudesse ter o seguro negado, que as empresas não pudessem cobrar mais das mulheres do que dos homens, e obrigasse empresas com mais de 50 funcionários em tempo integral a oferecer seguro-saúde para seus funcionários.[25]

Portanto, seria de se esperar que esses esforços visando garantir assistência médica para os menos privilegiados

25 "Obamacare: Has Trump managed to kill off Affordable Care Act?" [Obamacare: Trump conseguiu acabar com a Lei de Proteção e Cuidado Acessível ao Paciente?], *BBC News*, 29 de março de 2019, disponível em: https://www.bbc.com/news/world-us-canada-24370967.

e menos saudáveis fossem uma ótima ideia para um país que se considera o melhor do mundo — até que os republicanos chegaram ao poder. Os republicanos se opuseram a essa lei, alegando que ela impõe custos altos para as empresas, destruindo assim os incentivos ao emprego, embora, desde o início do "Obamacare", os empregos na área da saúde tenham aumentado 9%, enquanto outro estudo mostrou que, caso o "Obamacare" fosse revogado, cerca de 2,6 milhões de empregos poderiam ser perdidos até 2019.[26] Os republicanos também se opõem à lei porque consideram o esforço de "cuidar" dos menos privilegiados uma forma de "intromissão injustificada nos assuntos privativos de empresas e indivíduos",[27] e desprezam o fato de a lei exigir que a maioria das empresas cubra o controle de natalidade gratuitamente.

Como mencionei anteriormente, uma das formas mais fundamentais de o Estado cuidar de seus cidadãos é oferecendo segurança por meio da polícia. "A polícia: sua amiga e ajudante" ("Die Polizei – Dein freund und helfer") era o "Leitspruch"[28] da polícia durante a República de Weimar, mais tarde adotado e transformado de forma abominável pelos nazistas após 1933. O papel da polícia na Alemanha, de 1933 a 1945, é um fato histórico conhecido. Embora isso seja história, o presente é informado pelo passado de maneiras estranhas, como a passagem do bastão em uma corrida de revezamento. Desnecessário dizer que a polícia em todo o mundo está fazendo um trabalho importante — muitas vezes em condições muito difíceis — em manter mais ou menos uma estrutura na sociedade. Com o mesmo ímpeto, é preciso também ressaltar que a

26 Ibidem.

27 "Obamacare: Seven million pay premiums" [Obamacare: sete milhões de prêmios em pagamento], *BBC News*, 18 de setembro de 2014, disponível em: https://www.bbc.com/news/world-us-canada-29262355.

28 Traduzido como lema, máxima orientação ou diretriz.

polícia — como instituição e como indivíduo —, em todo o mundo, não está imune à sedução do poder e ao quase inevitável mau uso que o acompanha. Em Camarões, as forças da lei e da ordem foram reduzidas a cobradores de propina que ficam ao longo das rodovias tentando extorquir tudo o que podem da população. Há alguns anos, certa vez, em uma viagem de Yaoundé a Bamenda com minha família, fomos parados em Santa por uma *blitz* policial no que é conhecido como uma abordagem de rotina. Depois de uma "minuciosa" busca dentro do carro e da inspeção dos documentos de identificação de todos, quando tudo parecia estar em ordem, em puro desespero, a polícia pediu que apresentássemos nossos cartões de vacinação. Todos nós protestamos, dizendo que a verificação dos cartões de vacinação nunca fez parte de nenhuma abordagem de rotina realizada por policiais em que já estivemos envolvidos. Então, com certa ousadia, os policiais disseram que teríamos que ser detidos por não estarmos com as carteiras de vacinação, alegando que, agora que a luta contra os terroristas do Boko Haram tinha se intensificado, havia uma nova lei que determinava que todas as pessoas deveriam apresentar a carteira de vacinação. Não é preciso dizer que essa também era uma declaração falsa, apenas mais uma ferramenta do arsenal utilizado nessa onda de extorsão. Questionamos os oficiais sobre isso, mas eles permaneceram inflexíveis. Se havia uma coisa que eles tinham, era tempo — e todo um sistema ainda mais corrupto por trás deles, que permitia que tudo isso fosse feito. O que achei mais chocante não foi a coragem deles em fazer o que estavam fazendo, mas o fato de estarem agindo sob a desculpa e o pretexto de cuidar e proteger o povo e o Estado contra os terroristas. Após uma hora discutindo com os policiais, eles pediram 25 mil FCFA (claro que sem recibo) e nos deixaram ir embora. Um deles disse que estavam apenas sendo gentis conosco, pois se fôssemos detidos e conduzidos à delegacia, teríamos que pagar 10 vez mais como fiança. Claro, tudo isso porque ele se importava muito com a gente e definitivamente não gostaria que gastássemos nosso dinheiro desnecessariamente. Quando nem isso pareceu funcionar para nós, e como ficou óbvio que não seríamos detidos nem nos submeteríamos ao chefe da quadrilha, ele disse com um suspiro desesperado "Por favor, a gente só quer ir embora com uma garrafa pra cada, para matar a sede. Não vê o cara sofrendo debaixo do sol? A gente só quer dar um rolê de leve depois, levando a má sorte de vocês, e vazar mesmo". Os agentes de segurança, da lei e da ordem, aqueles que poderiam ter sido seus amigos e companheiros, tornaram-se apenas alguns golpistas ordinários.

Há alguns anos, Berlim iniciou uma campanha para limpar a imagem da polícia da cidade e de outros lugares. Em cartazes espalhados por toda cidade, inclusive na internet, era possível ler *slogans* bem-intencionados e atrativos. Deus sabe que Berlim provavelmente não é o melhor lugar para ser um policial e, muito provavelmente, na maioria dos casos, os policiais estão fazendo um ótimo trabalho. Mas quando vi o cartaz que dizia que a polícia estava "lá para 185 nações e uma multidão em festa. Lá por Berlim", tive que pensar nas muitas pessoas que conheço em Berlim, vindas de diferentes partes do mundo, para as quais a polícia nunca foi nenhum tipo de ajuda. Pessoas atacadas brutalmente pela polícia porque foram confundidas com o culpado, pessoas que chamaram a polícia por causa de ofensas racistas e não foram levadas a sério, e tive um *flashback* da manhã, há dois anos, quando testemunhei seis policiais espancarem brutalmente um homem africano em Wedding, ou outro homem negro que também foi brutalmente agredido por um grupo de policiais no Kottbusser Tor em Berlim, no verão de 2018, aparentemente porque ele estava "tentando roubar uma bicicleta", como eles alegaram. Quando li o *slogan* em um dos cartazes da polícia — "22:34 Salvador da vida" —, não pude parar de pensar no fato de que, naquela fatídica noite em que Oury Jalloh foi queimado em sua cela em uma delegacia, não havia nenhum "salvador da vida" para ele.

Em 7 de janeiro de 2005, um jovem negro de Serra Leoa foi queimado em sua cela. Esse é o fato. Talvez o caso de Oury Jalloh seja o mais revelador exemplo de racismo institucional, sistemático e sistêmico dentro da força policial na Alemanha. Apesar da pressão da sociedade civil e de alguns políticos para que a polícia explicasse como um homem que havia sido despojado de quase todos os seus pertences e que estava acorrentado à sua cama poderia ter ateado fogo em si mesmo — como a polícia alegou inicialmente, ninguém foi responsabilizado pelo que se sabe abertamente ter sido um assassinato. Ninguém parece dar a mínima para o impacto moral, político e jurídico resultante desse acontecimento. Recentemente, um caso muito semelhante foi divulgado na mídia. O caso de Amad A., um homem sírio que foi confundido como um criminoso e detido injustamente por meses. Um incêndio foi causado na cela onde estava Amad A., na JVA Kleve, em setembro de 2018. Ele morreu pouco tempo depois em decorrência de seus ferimentos. Lá também não havia nenhum "salvador de vidas", e, mais uma vez, a polícia não conseguiu determinar como o incêndio aconteceu, tampouco quem foi o responsável. E isso não é tudo, pois a "polícia: sua amiga e ajudante" esteve direta ou indiretamente envolvida na morte de outras pessoas, como Christy Schwundeck, Achidi John, Yaya Jabbi, Laye Condé e provavelmente mais do que nossas mentes podem processar.

Mas as más línguas poderiam argumentar dizendo que tudo isso não passa de suspeita e rumor com o propósito de manchar a brilhante reputação da polícia. No entanto, desde que veio à tona que a polícia de Frankfurt estava envolvida com um grupo protofascista chamado NSU 2.0[29] (nome dado em homenagem ao grupo terrorista neonazista NSU, que assassinou imigrantes na Alemanha por mais de uma década), o que alguns de nós já suspeitávamos há muito tempo está se tornando cada dia mais evidente. Dizem que seis policiais de Frankfurt trocavam constantemente mensagens de ódio sobre imigrantes e pessoas com deficiência em grupos de Whatsapp, além de enviarem uns aos outros imagens de suásticas e fotos de Hitler. Como se isso não bastasse, enviaram uma carta para a advogada Seda Basay-Yildiz, de Frankfurt, que havia defendido as vítimas da NSU, ameaçando assassinar sua filha de dois anos de idade.[30] Seria não apenas ingênuo pensar que este é um problema de Frankfurt, mas também totalmente malicioso. Como sabemos agora, a força policial está conduzindo uma investigação interna em outras cidades, como Marburg-Biedenkopf.[31]

29 N. da. E.: A National Socialist Underground (NSU) [Resistência Nacional Socialista] foi uma organização neonazista alemã com mais de 100 participantes, que iniciou sua atuação no país em 1998 e teve suas atividades encerradas em 2011, com o ainda controverso caso de assassinato-suicídio duplo de dois se seus possíveis líderes, Uwe Mundlos e Uwe Böhnhardt, após um assalto a banco cometido por eles, assim como com a prisão de Beate Zschäpe, ocorrida no mesmo período. A expressão utilizada pelo autor, "NSU 2.0", diz respeito a uma série de e-mails recebidos por políticos, advogados e outras pessoas na Alemanha em 2019, que continham sérias ameaças de bombas e execuções públicas.

30 Karsten Polke-Majewski e Frida Thurm, "Rechtsextreme in der Polizei: Weiterer Frankfurter Polizist stellt sich" [Extremista de direita na polícia: mais um policial de Frankfurt se entrega], *Zeit Online*, 19 de dezembro de 2018, disponível em; https://www.zeit.de/gesell-schaft/zeitgeschehen/2018-12/rechtsextreme-polizei-frank-furt-innenministr.

31 "Rechtsextremismus in Hessen: Offenbar weitere Verdachtsfälle bei der Polizei" [Extremismo de direita em Hessen: aparentemente, mais casos suspeitos na polícia], *Süddeutsche Zeitung*, 18 de dezembro de 2018, disponível em: https://www.sueddeutsche.de/politik/frankfurt-polizei-rechtsextremismus-nsu-basay-gruene-bouffier-euth-1.4257078.

Curiosamente, a polícia é tanto o jogador quanto o árbitro dessa partida. O governo e suas instituições atuam como protetores e cuidadores. Mas isso não pode ser dado como certo, precisamos questionar constantemente o que significa cuidar em um contexto de *Staatsgewalt*.

Ato VII
Percebendo / distribuindo cuidado na curadoria / o curatorial

Ao refletir sobre as artimanhas do cuidado, é necessário pensar de maneira autocrítica sobre o meu próprio campo, a curadoria e a prática curatorial. Os curadores gostam muito de remeter suas práticas à etimologia do termo *curadoria*, que vem do latim *curare*, "cuidar de", e seu particípio passado *curatus*, "alguém responsável pelo cuidado". É justo que todo curador, responsável ou gerente de um museu, galeria ou exposição de arte, relacione suas práticas à noção de cuidado, que certamente está presente, de alguma forma, em seu trabalho. Mas aqui gostaria que pudéssemos parar um pouco para refletir sobre o que esse cuidado na curadoria pode realmente significar. Minha primeira preocupação diz respeito ao que chamo de "complexo curatorial". O "complexo curatorial" é a tendência na qual ou pela qual a maioria das práticas é cuidadosamente ajustada para se encaixar na órbita da metáfora. Sobretudo na curadoria independente contemporânea, não apenas muitos assuntos são tratados metaforicamente, mas também a noção de cuidado, que é algo fundamental na curadoria e na prática curatorial, tende a ser reduzida a esse domínio da metáfora. Isso não significa, de maneira alguma, que exista algo problemático em utilizar figuras de linguagem para se relacionar de maneira não literal com as coisas ou ações. Muito ao contrário, pois, como todos sabemos, as metáforas enriquecem as obras artísticas tanto textual quanto esteticamente, e, ao usá-las, podemos simplificar e tornar acessíveis e compreensíveis algumas noções muito complexas. Tomemos como exemplo "tempo é dinheiro" ou "o mundo é um palco". Embora "dinheiro" e "palco" nos ajudem significativamente a entender a complexidade do tempo e do mundo, respectivamente, seria absolutamente problemático reduzir o tempo apenas ao dinheiro e o mundo a um palco. Assim, surge minha primeira preocupação com o "complexo curatorial" que reduz o cuidado a uma metáfora. Em uma época em que a curadoria passou a significar tudo e nada, em que é reduzida ao simples ato de selecionar, em que se resume a escolher e exibir, a proposta de Martinon e Rogoff sobre o curatorial surge como uma expansão bem-vinda do campo e do que ele pode fazer:

> Se "curadoria" é um conjunto de práticas profissionais relacionadas à organização de exposições e outros modos de exibição, então o "curatorial" opera em um nível muito diferente: explora tudo o que acontece no palco montado, intencionalmente ou não, pelo curador, e o vê como um evento de conhecimento. Portanto, estabelecer uma distinção entre "curadoria" e "curatorial" significa enfatizar um deslocamento da encenação do evento para o evento em si: sua encenação, dramatização e performance.[32]

Isso é de particular interesse porque, ao mobilizar a noção de curatorial, expande-se o "espaço" de cuidado, indo além da seleção e da exibição para também abarcar encenação, dramatização e performance. Com isso, gostaria de entender que todos os "eventos" que foram considerados extracurriculares em relação à curadoria, como programas discursivos, simpósios, programas públicos, performances, espaços de leitura e outros, são, na verdade, componentes cruciais da própria exposição, uma vez que os artistas e os temas em pauta estão expostos a múltiplas trajetórias de exploração. Ao explorar tudo o que é encenado e tratar isso como um "evento de conhecimento", por meio de vários canais e meios, são feitas provisões para o artista, a arte e os temas em termos de

32 Jean-Paul Martinon e Irit Rogoff, "Preface", em *The curatorial – a philosophy of curating* (Bloomsbury, London, 2013), p. ix.

apresentação, manutenção, cultivo, proteção, disseminação, mediação e outras considerações epistêmicas, morais e legais que podemos chamar de “cuidado”.

Embora o curatorial possa oferecer um espaço ampliado de cuidado para a prática, ao pensar sobre curadoria/curatorial, foi necessário refletir sobre os debates entre *créolité* e *crioulização*. Não em termos de conteúdo ou significado, mas na estrutura do processualismo e na relação entre o estático e o dinâmico inseridos nos conceitos de *créolité* e *crioulização*, respectivamente. Quando Manthia Diawara perguntou a Édouard Glissant sobre *créolité*, a bordo do Queen Mary II em 2009, Glissant respondeu:

> Quando você diz “Créolité”, você fixa sua definição de ser de uma vez por todas no tempo e no espaço. Agora, eu acho que o ser está em um estado contínuo de mudança. E o que eu chamo de crioulização é justamente o sinal dessa alternância. Na crioulização, você pode mudar, você pode estar com o Outro, você pode mudar com o Outro, enquanto continua sendo você mesmo. Você não é o um, mas o múltiplo, e você é você mesmo. Você não está perdido porque é múltiplo. Você não está fragmentado porque é múltiplo. A Creolité não contempla isso. Ela se torna outra unidade, como a francesidade, a latinidade etc. etc. É por isso que, há muito tempo, venho desenvolvendo a ideia de crioulização, que é um processo permanente que supera os paradigmas históricos.[33]

Estou interessado em pensar a curadoria como um estado contínuo de mudança, como um processo, a curadoria como um conceito múltiplo que se desenvolve e se ajusta no tempo e no espaço. Com a noção de curatorial, vejo um ajuste na função, mas que ainda parece estático no

33 Manthia Diawara, *Édouard Glissant: one world in relation* [Édouard Glissant: um mundo em relação], agosto de 2009, https://video.alexanderstreet.com/watch/edouard-glissant-one-world-in-relation.

espaço e no tempo. Porém, com aquilo que eu gostaria de chamar de curatorialização, quero propor a possibilidade de uma prática curatorial que seja maleável na forma, no espaço e no tempo, que, em sua multiplicidade de existências, amplie o próprio objetivo da prática curatorial. Sendo assim, em vez de entender o processo de seleção musical do DJ em uma boate como um simples ato de curadoria, seria possível imaginar um curador pondo em prática a estrutura do DJ em um processo de criação de uma exibição, isto é, pensando no próprio público da exposição como um DJ pensa nos dançarinos na pista de dança. Isso exige uma compreensão profunda do espaço, uma escuta atenta dos corpos que ocupam o espaço e um domínio sobre como os humores se alteram com o tempo em uma única noite em relação à DJ-set. Há uma constante adaptação em curso. Assim que o DJ percebe que a pista está parada, ele precisa reagir, precisa chamar a atenção das pessoas que estão ali para dançar e precisa mantê-las em movimento. Ao mobilizar essa analogia para exemplificar o que quero dizer com curatorialização, de forma alguma estou tentando equiparar o curador a um DJ, mas sim imaginando maneiras de expandir o campo de cuidado da prática do curador — um cuidado com o artista e com a arte, mas também um imenso senso de cuidado com o público à disposição do curador. Minha proposição é que, além de passar do ato de só encenar/exibir (curadoria) para a apresentação, dramatização e execução de eventos de conhecimentos (curatorial), a curatorialização também significa empregar outras estratégias capazes de abrir fissuras e brechas de cuidado que talvez não tenhamos explorado até o momento, e que se adaptam constantemente às necessidades dos artistas, da arte e do público, bem como aos tempos e espaços — e, principalmente, ao longo de grandes períodos, antes e depois da própria exposição. As exposições são sempre concebidas como entes estáticos. Mas é justamente esse pensar em uma exposição e encontrar formas de vivificá-la, seus processos antes, durante e depois do ato (exibição, encenação de performances e eventos) que eu gostaria de tomar como curatorialização. Para aqueles e aquelas de nós que carregam o fardo da privação histórica de direitos, gostaria de levar essa noção de curatorialização a se relacionar também com a noção de quilombagem. Muitas vezes, entre o binarismo "lutar ou fugir", é a luta que é considerada a forma ativa de resistência. Mas, na história da escravidão no Caribe e nos empreendimentos coloniais latino-americanos, por exemplo, em Barbados, no Brasil, na Jamaica ou no Suriname, mas também no Oceano Índico, como em La Reunion, a quilombagem serviu como possibilidade para as pessoas escravizadas escaparem das plantações e criarem comunidades quilombolas nas periferias do empreendimento escravagista. Seja a *petit marronage*, na qual as pessoas fugiam por um curto período para depois retornar, ou a *grand marronage*, na qual as pessoas fugiam permanentemente, no centro de tudo isso estão as estratégias de resistência, que às vezes levaram a rebeliões em algumas colônias.[34] Em seus esconderijos, os quilombolas desafiavam o sistema da *plantation* pelo simples ato de ausência, privando-a de sua força de trabalho, atacando as plantações ou negociando sua liberdade e autonomia, mas também incentivando e incitando outras pessoas a

34 N. da T.: A distinção categorial entre "*petit*" e "*grand marronage*" é importante para compreendermos as diferentes formas de resistência em face do empreendimento colonial. Enquanto *petit marronage* diz respeito às fugas temporárias, geralmente por dias ou semanas, *grand marronage* representa uma ruptura com o sistema escravagista, seja por rebeliões no interior das colônias ou pelas formações autônomas de quilombos. Essas zonas autônomas desempenharam um papel significativo na história do Atlântico, especialmente em regiões como Jamaica, Suriname e Brasil. Para mais detalhes, ver Clóvis Moura, *Os quilombos e a rebelião negra* [1981] (São Paulo, Dandara, 2022); Beatriz Nascimento, O *negro visto por ele mesmo: ensaios, entrevistas e prosa* (São Paulo, Ubu, 2022), p. 121-135.

seguirem o exemplo. O que também é fascinante sobre o espaço e o ato da quilombagem é sua capacidade de se retirar — tanto como um conceito de recusa quanto como uma noção de cuidar de si e de seus parentes. Na minha proposição de curatorialização como quilombagem, gostaria de imaginar um espaço como a SAVVY Contemporary, em Berlim, a Khiasma, em Paris e a RAW Material Company, em Dakar (só para citar alguns) como espaços de dispersão — não como metáfora — para organizar, reunir pessoas, conhecimentos e coisas com as quais nos importamos e das quais pretendemos cuidar.

Um outro exemplo desse esforço em ampliar o espaço curatorial e, dessa forma, oferecer um cuidado que exceda a metáfora, pode ser encontrado no artigo "The recursivity of the curatorial" [A recursividade do curatorial], de Jonas Tinius e Sharon Macdonald. Levando em conta as fragilidades históricas da antropologia como disciplina e os problemas inerentes à noção e às práticas da própria antropologia, vale a pena dar uma olhada em sua resposta de "Recursividade do curatorial" no que diz respeito à relação entre antropologia e práticas curatoriais, nos trechos a seguir:

> Recursividade não é o mesmo que reflexividade. Reflexividade se refere à reflexão sobre a própria posição e, em nossos contextos de pesquisa, acaba indicando que antropólogos chegam a novas compreensões de si por meio da reflexão sobre os outros, ou ainda, que outras pessoas pensem sobre os antropólogos e, assim, possam compreender a si mesmas. A recursividade, por outro lado, é uma "sequência recursiva revelatória" na qual a relação entre duas perspectivas "está constantemente redefinindo os parceiros na troca, os objetos de troca e o próprio conceito de troca".[35] Sendo assim, a recursividade é performativa e implica ação.

35 Roger Sansi, "The recursivity of the gif in art and anthropology", em Gretchen Bakke e Marina Peterson (orgs.), *Between matter and method: encounters in anthropology and art* (London, Bloomsbury, 2018), p. 123.

> Refere-se a uma contínua relação de mútuo efeito entre coisas, pessoas, pensamentos e formas de conhecimento. Isso não é só uma combinação de processos reflexivos, mas a geração de algo novo. [...] Dessa forma, há maneiras específicas pelas quais essa geração recursiva de conhecimento acontece em diferentes campos. No caso da relação entre antropologia e curadoria — voltando à metáfora da imagem espelhada dos efeitos de rebote da recursividade —, estamos lidando com uma troca sócio-epistêmica.[36]

Há duas coisas que gostaria de levar comigo dessa proposta como uma possibilidade de viabilizar espaços de cuidado: a) essa relacionalidade de perspectivas entre coisas, pessoas, pensamentos e formas de conhecimento, entre disciplinas como curadoria e antropologia, que acabam sendo mais do que a soma das partes que compõem a relação, e b) a troca sócio-epistêmica que pode ser gerada nessas relações e espaços.

Dito isso, é preciso ter cuidado com a tendência de "curador como etnógrafo", com a qual nos deparamos frequentemente. Em virtude de limites óbvios de tempo e financiamento, os curadores tendem a pesquisar bastante superficialmente determinados assuntos. Nas últimas décadas, quando observamos tendências de curadores ocidentais em fazer exposições sobre artistas de países não ocidentais, às vezes — principalmente após as revoltas no Norte da África —, vemos curador de Nova Iorque, por exemplo, voar para o Cairo por três dias, voltar e realizar uma exposição sobre arte egípcia. Eu e meus amigos recebemos com muita frequência e-mails de colegas curadores com a seguinte pergunta: "tenho trabalhado em x, y & z, por favor, pode me enviar uma lista de artistas africanos que trabalham com essas questões?!". Recorrer a

36 Jonas Tinius e Sharon Macdonald, "The recursivity of the curatorial", em Roger Sansi (org.), *The anthropologist as curator* (London, Bloomsbury Academic, 2020), p. 42-43.

conselhos de colegas não é um problema por si só, mas quando isso se torna uma metodologia, vira um problema. Há nessas práticas curatoriais algo semelhante a fazer compras em um supermercado, e a preocupação que surge é justamente o cuidado necessário para entrar em uma conversa e em um relacionamento implicado com os artistas, que acaba sendo deixado de lado. Além disso, claro, essa espécie de prática "curatorial remota", em que um curador senta-se em sua mesa no local A e trabalha com artistas no local B, sem nunca visitar o ateliê, nem sequer uma visita *online*, faz parte dessa tendência do "curador como etnógrafo". O resultado, frequentemente, é a produção de uma violência epistêmica na prática de fazer exposições, pois os complexos fenômenos sociopolíticos ou estéticos com os quais muitos artistas se preocupam não podem ser diagnosticados em três dias de visita a 40 artistas no Paquistão ou no Cairo, tampouco em uma visita ao ateliê por meio de uma videochamada. Geralmente, isso resulta em generalizações e afirmações nada confiáveis. A crítica à parcialidade, frequentemente atribuída aos etnógrafos, já que suas práticas tendem a depender de determinados informantes, observações e limites de compreensão, também pode ser aplicada à "curadoria como etnografia".

Gostaria de encerrar essa seção sobre curadoria com uma nota de cuidado e cura. Em todo o fascínio pela etimologia da curadoria no cuidado, muitas vezes a noção de cura — como "melhora" — é esquecida. É óbvio, porque é uma afirmação muito grande sugerir que a arte possa ser um elemento de cura. Mas como podemos imaginar a curadoria como um processo que pode eventualmente levar a algum tipo de cura social ou espiritual — não apenas dos sintomas que emergem, mas também a uma noção mais ampla de cura que se refere às raízes de nossas preocupações e problemas sociais?

Ato VIII
Conclusão

Essa tem sido a jornada trilhada, um esforço para evidenciar as noções de cuidado, conforme elas têm sido bem ou mal articuladas, tanto histórica quanto atualmente. Minha preocupação tem sido a de entender, por meio de exemplos, a maneira como o conceito de cuidado é frequentemente apropriado e mercantilizado, sobretudo em contextos nos quais a desigualdade de poder é óbvia. O ponto de partida para essa breve aventura é a leveza verbal e substantiva, a trivialidade e a facilidade com que o cuidado é bem ou mal-empregado. Como disse Bob Marley: "Às vezes você pode enganar algumas pessoas / Mas você não pode enganar todas elas o tempo todo". Portanto, esse foi um compromisso pessoal com o engano.

Há alguns meses, em uma conversa na qual eu havia dito que venho de uma sociedade matriarcal, em oposição aos clichês de que todas as sociedades africanas são patriarcais, perguntaram-me: "O matriarcado não é a mesma coisa que o patriarcado, só mudando o fato de que é exercido por mulheres?". Algo de que discordei firmemente. Minha discordância pode não ter sido baseada na definição de matriarcado que consta no dicionário Oxford, ou em qualquer outro léxico que tenha a tarefa de manter e controlar a pureza do cânone da língua inglesa, mas minha recusa em equiparar patriarcado e matriarcado está na observação das posições, dos tons e das transações que as mulheres comandam na sociedade na qual fui socializado. Por ter sido o segundo filho em uma família de cinco filhos e três irmãs, o que ficou muito nítido para mim desde sempre foi que quem tinha a responsabilidade sobre a direção da nossa formação e sobre o que nos tornaríamos era minha mãe.

Embora nosso pai fosse a figura de destaque e, obviamente, fosse muito respeitado e apoiado o máximo possível, era bastante evidente que os riscos estavam sob a égide de nossa mãe. Dessa forma, quando, aos 18 anos, decidi que gostaria de estudar na Alemanha, era minha mãe quem, duas vezes por semana, além do seu trabalho regular, me enviava um saco cheio de batatas de Bamenda em um ônibus de passageiros para venda em Yaoundé. Meu colega de quarto e eu pegávamos o saco e o levávamos diretamente para o dono de um restaurante que minha mãe havia conhecido 20 anos antes, quando ainda morava em Yaoundé. Esse foi o dinheiro que usei para pagar os cursos de idioma no instituto Goethe, que era um pré-requisito para solicitar um visto de estudante na embaixada. Menciono essa história porque, apesar de todas as probabilidades, em um momento particularmente difícil para minha família, economicamente e de outras maneiras, ela encontrou, de forma altruísta, um jeito de tornar as coisas possíveis. É interessante porque, às vezes, quando conto essa história ou outras semelhantes para amizades ocidentais, especialmente mulheres, a noção de agir de forma altruísta é frequentemente considerada uma fraqueza. Sempre me perguntei, em aviões, nas demonstrações de segurança antes do voo, o motivo de anunciarem que os passageiros adultos devem sempre colocar suas máscaras primeiro antes de ajudar crianças, pessoas com deficiência ou qualquer outra que necessite de auxílio. Muitas vezes me peguei pensando que minha mãe insistiria em colocar minha máscara antes de colocar a dela, como um ato de altruísmo. Meu objetivo aqui não é romantizar a ajuda, mas entender o que eu gostaria de considerar como cuidado incondicional. Assim, ao responder a pergunta sobre patriarcado e matriarcado, evidenciei que, enquanto o patriarcado é o epítome de um modelo econômico capitalista, no qual é necessário destruir o "próximo" para obter lucro, o matriarcado — ao menos no meu contexto — é um sistema por meio do qual você dá poder ao seu próximo para que você também se torne feliz. Dessa forma, dentro do modelo do matriarcado, sua felicidade na sociedade é interdependente da felicidade de seus parentes e vizinhos. Portanto, a satisfação vem do cuidado com o outro e sobre o outro, e a grandeza do outro retorna como um bumerangue para você e, assim, para a sua própria grandeza. É essa compreensão ingênua do mundo, vista por meio dos dedos de minha mãe, que eu gostaria de entender como cuidado incondicional. Um cuidado que não está ligado a retornos como redução de natalidade, identidade nacional, lucro ou outras coisas. Um cuidado que não está vinculado a nada além do ato de compaixão e do próprio cuidado. Um cuidado que não é ganancioso, não é ciumento e não anseia por retribuição. Um cuidado que não é apenas uma figura de linguagem, não é uma metáfora ou analogia, mas um compromisso.

Quem se importa com o cuidado quando ele mesmo é o álibi?: uma lamentação em três fragmentos e sete músicas

Todos nós começamos a vida na água
Todos nós começamos a vida porque alguém respirou por nós
Até que respiremos por nós mesmos
Alguém respira por nós
Todo mundo já teve alguém — uma mulher — que respirou por eles
Até aquele primeiro intervalo, aquele primeiro suspiro
Por ar

— M. NourbeSe Philip, "The Ga(s)p".

Começamos a vida em uma relação preposicional com a respiração: alguém respira por nós. Continuamos com essa relação preposicional, respirando por nós mesmos até que não podemos mais fazê-lo, e parece que esse ato mais fundamental é sempre contingente — respirar para, com, em vez de e para dentro. A sobrevivência exige que aprendamos a respirar por nós mesmos, mas a condição *sine qua non* da nossa existência é esse prolongado primeiro ato de respiração — respirar por e ser respirado no útero. Podemos, talvez, chamá-la de uma forma de respiração circular ou até mesmo de respiração cíclica. Há implicações teóricas mais amplas e implicações possivelmente terapêuticas em respirar por alguém e permitir que alguém respire por você? Além disso, como as modificações preposicionais alteram essas implicações — respirar por é o mesmo que respirar com ou em vez de? Por fim, embora "eu respiro" seja semanticamente completo, sua conclusão não seria possível sem o ato preposicional de respirar para.[37]

37 M. NourbeSe Philip, "The Ga(s)p", em Myung Mi Kim e Cristianne Miller (orgs.), *Poetics and Precarity* (Albany, NY, Suny Press, 2018), p. 31-32.

Fragmento I: Fique de boa. Corpo não é lenha. Um espaço. De consolo. Um Santuário — Na SAVVY Contemporary[38]

As últimas semanas têm sido cansativas. De fato, os últimos anos têm sido exaustivos. Na verdade, algumas existências — principalmente para pessoas pretas e pardas em determinadas sociedades — são exigentes e desgastantes. As lutas parecem ser intermináveis. Sempre que assistimos ao noticiário nos dias de hoje, aparecem notícias de mais um homem negro executado em plena luz do dia nos Estados Unidos, ou mais um caso de feminicídio na África do Sul, mais um jornalista morto em Camarões, ou ainda, como a pandemia de covid-19 tem devastado as comunidades negras, muito mais do que todas as outras. As notícias sobre a brutalidade policial contra pessoas não-brancas — na França, no Brasil, na Índia ou em Camarões — aumentam a cada minuto e, quase sempre, nos lembram do fato de que nossa respiração — ou o mero ato de respirar, para alguns — está em um permanente estado de precariedade.

Nas últimas semanas, meses e anos, todos nós nos perguntamos o que poderia ser feito em diversos aspectos, e, além de tematizar essas injustiças — o racismo e a desumanização no trabalho que fazemos enquanto artistas, curadores e teóricos —, alguns de nós fomos às ruas em protesto, escrevemos cartas para políticos, dialogamos com as forças no poder, apoiamos os que estavam enfrentando dificuldades e tentamos uma infinidade de

38 N. da T.: Exposição artística que aconteceu em 2020 no espaço independente da SAVVY Contemporary, em colaboração com o Jazz Fest Berlin. A exposição criou um espaço de cuidado radical para músicos não-brancos. Ver mais em https://savvy-contemporary.com/en/events/2020/rest-assured/.

maneiras de nos organizar e cuidar uns dos outros. Mas até isso tem sido desgastante — para dizer o mínimo.

Há algumas semanas, em uma das manifestações do #BlackLivesMatter — contra o assassinato a sangue frio de George Floyd e contra o racismo sistêmico da polícia e de outras instituições — em frente à embaixada estadunidense em Berlim, sobrecarregado pelas adversidades e fardos do nosso tempo atual, eu me sentei, perdido em pensamentos, observando em silêncio. Resignado. Em meio aos meus pensamentos, uma jovem negra aproximou-se de mim, puxou assunto, perguntou quem eu era, o que eu fazia, de onde vinha etc. e nos demos conta de que havia muitos denominadores comuns. Após essa conversa, eu me senti animado, cuidado, visto. Foi como um recuo. Alguém parecia preocupado e sentiu vontade de compartilhar o peso que eu carregava nos ombros — apesar do fato de que ela obviamente tinha seu próprio fardo para carregar. Parecia que ela tinha vindo só para dizer "Está tudo bem. Por favor, descanse um pouco. Você tem o direito de estar cansado. Descanse e depois continue". Em meio a esse mar de angústia, reivindicações e discordâncias, uma ilha de cuidados radicais foi construída e a força e o espírito se espalharam para seguir em frente.

Ultimamente, tenho me lembrado de uma música em particular da grande cantora e compositora sul-africana Letta Mbulu, belamente intitulada "Carry on" [Siga em frente], de seu álbum de 1996, *Not yet uhuru*. A música foi, é claro, composta em um contexto e época específicos, mas aquele contexto e época de 1996 — apenas dois anos depois da primeira eleição verdadeiramente democrática na África do Sul — ecoam nas histórias e vivências contemporâneas de pessoas pretas e pardas em todo o mundo. Nessa música, Letta Mbulu canta: "Elas vão contar suas histórias de mentira / Mandar seus cães para morder nossos corpos / Eles vão nos prender em suas prisões".

Esse é o presente contínuo. O passado contínuo. Há muita familiaridade nas imagens que ela evoca e em como isso se tornou o destino para muitas pessoas pretas e pardas. Então, ela resiste, e com sua resiliência prossegue: "Todos os cães deles (*Dintsa tsa bona*) / Vão apodrecer lá (*di tla shela naheng*) / Todas as mentiras deles (*Mashano a bona*) / Serão esquecidas / Todos os muros de suas prisões (*chakane tsa bona*) / Vão desmoronar". Seu canto é uma convocação dos espíritos, dos seres superiores, para proteger e guiar. Mas o que mais me interessa é sua persistência e antevisão quando canta: "Se você não consegue mais seguir em frente / segure a mão de seu irmão / Toda vitória trará outra". E logo no início da música, ela canta: "Existe um homem ao meu lado caminhando / Existe uma voz dentro de mim falando / Existe uma palavra que precisa ser dita / Siga em frente, siga em frente".[39]

•

Estou interessado nas figuras da voz interior e da mão à qual você pode se agarrar. Naquele momento de desespero e quase resignação, a mulher foi exatamente a voz e aquela mão que surgiu — à sua maneira — dizendo "Siga em frente, síga em frente". Alguns dias depois, a mulher que conheci na manifestação passou na SAVVY Contemporary. Dessa vez, com outras quatro mulheres negras. Ao nos sentarmos para tomar um chá, elas falaram sobre suas artes, sobre as histórias dos povos africanos no continente e em diáspora, falaram sobre espiritualidade e resiliência, sobre o que há em um nome e como carregamos nossos nomes pelo mundo e, principalmente, sobre amor. Amor radical.

39 Letta Mbulu, "Carry on," em *Not Yet Uhuru*. 1996.

Com todas as pressões e o desejo de nos mantermos firmes diante das adversidades, esquecemos de nos retirar, de encontrar maneiras de nos rejuvenescermos, de nos recuperarmos, de nos acolhermos. E especialmente de nos mantermos firmes quando lutamos em contextos de adversidades prolongadas.

Fique de boa / Corpo não é lenha é um esforço para fazer uma pausa. Para descansar. Uma possibilidade de reivindicar o direito de se retirar como possibilidade de revitalização. Em épocas em que ser e respirar — caminhar, trabalhar e brincar — sendo pessoa negra se tornou extremamente perigoso, precisamos criar espaços onde seja possível encontrar refúgio, precisamos criar abrigos de e para a ressuscitação. A proposta é que — para que seja possível "seguir em frente", como canta Letta Mbulu tão gentilmente — devemos ser capazes de nos dar tempo e espaço para nos retirarmos. Esse é o "descanso" no título *Fique de boa*, que também deve ser entendido na declaração imperativa, que significa "ter certeza ou confiança (em algo)". Tal imperativo é sentido quando Letta Mbulu canta: "Vai ser difícil, nós sabemos / e o caminho / será barrento e árduo / Nós chegaremos lá / nós sabemos como chegaremos lá / sabemos que chegaremos".

Fique de boa / Corpo não é lenha é um estar junto de artistas e trabalhadores artísticos pretos e pardos. Há alguns anos, escrevi um ensaio intitulado "Defiance in/as radical love. Soliciting friction zones and healing spaces" [Desafio em/como amor radical. Solicitando zonas friccionais e espaços de cura], no qual escrevi "Os espaços artísticos podem vir a ser espaços de pensamento radical. De amor radical. De protesto. Então, a questão que está em jogo é: como podemos criar espaços onde as pessoas e a sociedade possam mostrar suas feridas? O processo de nos voltarmos uns para os outros e reconhecermos que todos nós temos algum tipo de ferida é uma etapa importantíssima. Porque é somente reconhecendo essa vulnerabilidade que podemos, realmente, ver uns aos outros — conversar e curar uns aos outros. O protesto é uma possibilidade de apresentar as feridas de nossa época e, em seguida, uma possibilidade tanto individual quanto coletiva de cura. A cura está no próprio protesto como processo e momento catártico."[40] Em *Fique de boa / Corpo não é lenha*, a ênfase estará em compartilhar o espaço, em ver e conhecer uns aos outros, em reconhecer a presença de cada um. É semelhante ao aceno de cabeça quando você é uma pessoa negra. Trata-se de ouvir uns aos outros — com atenção — como possibilidade mesma de comunhão. Não se trata de apresentar nada — mesmo quando estiver apresentando — ou de lutar por algo, mas de criar espaço para poder ouvir aquela "voz dentro de mim falando" e, coletivamente, fazer o mesmo. Trata-se, portanto, de "segurar a mão estendida do seu irmão/irmã". Todos nós vamos comer, beber, dançar, assistir vídeos, compartilhar nossas práticas, dormir, rir e dançar. Não fazer mais nada, apenas ser. Será o simples esforço de perguntar sobre o bem-estar uns dos outros. Em alguns lugares do continente africano, quando lhe perguntam "Como você está?", as pessoas respondem com "Estou bem se vocês estiverem bem!". Em outros lugares, quando você diz "bom dia", as pessoas respondem "Minha manhã será boa caso sua noite tenha sido boa". É essa ideia de que meu bem-estar depende do seu que orienta e enquadra *Fique de boa / Corpo não é lenha*. Mas, acima de tudo, é um espaço onde reivindicamos o direito ao descanso... especialmente porque, acredite, o corpo não é lenha para queimar. A esperança é que sejamos capazes de continuar depois desse fim de semana de descanso.

40 Bonaventure Soh Bejeng Ndikung, "Defiance in/as Radical Love. Soliciting Friction Zones and Healing Space", em *In a while or two we will find the tone* (Berlin, Archive Books, 2020), p. 227.

Fragmento II: Nós os ajudamos a conquistar a independência

Assim como muitos de vocês, fiquei paralisado com e pela raiva desde o violento assassinato de George Floyd — aos 46 anos, em Minneapolis —, e pelo fato de que isso não é novidade, de que não é a primeira vez e, provavelmente, não será a última que um homem negro foi ou será assassinado a sangue frio por um policial — branco ou não, nos Estados Unidos ou em Camarões — em plena luz do dia. Talvez a coisa mais terrível sobre esse tipo de raiva seja o sentimento de impotência. A sensação de não ser capaz de fazer alguma coisa. Sim, estamos nos organizando e vamos protestar. Sim, vou escrever algo, como muitos de vocês, e vou desabafar. Sim, vou ligar para amigos e vou chorar entre quatro paredes. Mas nada disso trará de volta a vida que foi tão brutalmente tirada de alguém que eu não conheço e nunca conheci, mas que, assim como os outros homens e mulheres negras assassinados antes dele, poderia ser meu irmão, minha irmã ou até mesmo eu. Sim, vamos continuar compartilhando discursos de Baldwin, Davis, Finney e de tantas outras pessoas que nos alertaram sobre os inúmeros perigos que existem por aí, mas aquela sensação de estar consciente, porém incapaz de agir, aquela sensação de estar meio acordado e meio adormecido, tão semelhante à paralisia do sono, ainda reina e nos envolve como uma camisa de força. De fato, nos últimos dois dias, revisitei algumas dessas vozes — para encontrar consolo, para chorar, para buscar conforto, para escapar. A palestra de Nikky Finney, *Sipping kerosene at the refectory* [Bebendo querosene no refeitório], para a conferência *Breath>Body>Voice*

[Respiração>Corpo>Voz] foi uma delas. A respiração ocupou o centro do palco nas palestras e no debate. Além disso, tive que pensar na não obviedade da respiração. Às vezes, quando as crianças nascem, a parteira precisa dar umas palmadas no bebê para que ele respire. A incerteza da respiração em tempos tão perigosos e como essa incerteza está diretamente ligada à raça e à classe de alguém. Tenho estado mais consciente e celebrado cada expiração e inspiração. Nos últimos dias, ainda, tenho vasculhado um espaço sonoro nada óbvio, talvez. Em vez de recorrer a Bob Marley ou Gil Scott-Heron, fui até o grande artista haitiano de Compas e Kadans, e homem do povo, Ti Manno, também conhecido como Antoine Rossine Jean-Baptiste ou Emmanuel Jean-Baptiste. Uma música em particular, do seu álbum de 1983, *Gemini all stars de Ti Manno*, chamou inteiramente minha atenção, e cada vez que a ouço, tento dissecá-la ainda mais profundamente. "Nan Danjé" é o que se poderia chamar de uma típica música de Ti Manno. Profunda, falando de forma muito consciente ao seu povo, politicamente engajada e, ainda assim, dançante. É uma música que fala das contribuições dos povos negros/haitianos na construção, desenvolvimento e na liberdade do mundo em que vivemos — mas, por onde quer que vamos, estamos em perigo. De modo geral, Ti Manno estabelece um discurso sonoro e poético sobre a pobreza, a discriminação, a exploração, a humilhação e a estigmatização do povo do Haiti, em particular, e do povo de África, em geral.

Somos nós que ajudamos a libertar outros países,
Até os Estados Unidos, a maior potência do mundo.
Nós os ajudamos a conquistar a independência.
Depois de libertar a Venezuela,
Nós ajudamos a Bolívia.
Nós libertamos o Peru.
...

Onde quer que vamos, estamos em perigo.
Estamos em perigo.
Chegamos em Miami *Estamos em perigo*
Chegamos em Nova Iorque *Estamos em perigo*
Atravessamos Guadalupe *Estamos em perigo*
Vamos a Montreal, Canadá *Estamos em perigo*
Onde quer que vamos *Estamos em perigo*
— "Nan Danje"[41]

•

Se Ti Manno estivesse vivo — com a gente hoje —, o que ele teria escrito sobre o brutal assassinato do sr. Floyd?

Fato é que também nos deparamos com nossa própria incompetência em relação àquilo que diz respeito a nos organizarmos, a construir estruturas para cuidar e proteger uns aos outros, bem como a evitarmos ser capturados pelas mesmas fantasias capitalistas que nos dizem que, se nós — individualmente — estamos bem, então está tudo certo. Outra coisa para a qual Ti Manno não parava de apontar eram as nossas próprias responsabilidades e fracassos — no sentido de conseguir impedir as violências cometidas contra pessoas negras ao redor do mundo. Em quase todas as músicas que cantou, ele discutiu a condição humana, criticou o abusivo uso do poder pelo governo haitiano e por outros governos, cantou contra o racismo, o assédio sexual e todas as formas de discriminação. Vale a pena ouvir a música "Sort tiers monde".

Essa é uma crítica bem específica à classe média negra, treinada nas grandes universidades, mas que

41 N. da E.: Letra original da canção: *Ke se noumenm ki sove anpil lot pèp / Menm lèzetazini ki premye pwisans di mond / Nou te rive edel pou-l pwan lendepandans / Lèn-n fini sove Venezuela / Nou ede la Bolivi / Nou libere le Perou / … / Kote-n pase nou gen pwobèm (Nan danje) / Nou rive Mayami (Nan danje) / Nou rive Nou Yòk Siti (Nan danje) / Travèse la Cwadloup (Nan danje) / Monreal Kanada (Nan danje) / Tout kote nou pase (Nan danje).*

ainda confunde "faculdade" — ou seja, no "sentido" de — com universidade e ainda está presa a um complexo de inferioridade. Ele critica essas mesmas pessoas de classe média que praticam as mesmas violências discriminatórias em relação à classe, raça e linguagem contra outras pessoas negras, não apontando o dedo, isto é, em um VOCÊ, mas em um A GENTE. Em autocrítica, canta:

> *Nós vivemos com um complexo de inferioridade.*
> ...
> *Círculo fechado, clubes privados dão um ar de diferença de classe,*
> *O que acaba impedindo a unidade, a igualdade e a fraternidade.*
> *Todos são arrogantes,*
> *Todos são fingidores,*
> *Falar francês torna-se uma profissão.*
> —"Sort Tiers Monde"[42]

Sendo sincero, minha música preferida desse álbum é "Neg Kont Neg". Uma música com muitas camadas. Ela começa como um som quase fúnebre, semelhante a uma procissão, mas com muito *groove*. Do tipo que exige um gingado e uma postura coletiva. Os ombros precisam se mover. Em seguida, a canção embala em um ritmo animado de Kompas, com mais baixo, bateria e apitos, e leva à transição do Ayibobo. Então, ele transita para uma versão do grande clássico Makossa de Bébé Manga — "Ami oh" — e no lugar ele canta "Afrique Ohhhhh". Bébé Manga havia acabado de lançar a música em 1980 — composta em 1962 por Manfred Ebanda e Eyoum Nelle — que é uma das peças de Makosa mais sampleadas — a exemplo de Henri Salvador, Manu Dibango,

42 N. da E.: Letra original da canção: *Nap viv avèk yon konplèks denferiorite / ... / Sèk fème, klib pwive swa dizan distenksyon de klas / Anpeche inite egalite fwatènite / Tout moun konplekse / Tout moun sou manti / Pale franse vin tounen metye.*

Monique Séka, Papa Wemba e Angélique Kidjo, Nayanka Bell, entre outros. Ti Manno transforma a canção de amor em uma canção de protesto contra a injustiça e as políticas de dividir para dominar no mundo africano. Apesar do tom satírico e irônico em seu canto, Ti Manno coloca o dedo na ferida e aponta os complexos que dividem os haitianos — no Haiti e no exterior — e em África, seja no continente ou na diáspora. Ele canta sobre como as pessoas haitianas que moram no Queens se sentem superiores às que moram no Brooklyn, e como os haitianos em Porto Príncipe desprezam aqueles que moram nas periferias; ele canta sobre o ódio a si mesmo entre nós, como alguns bebês são descartados ou insultados por serem muito negros como bolo queimado, ou por terem o nariz achatado. A música "Neg Kon Neg" é um remédio muito difícil de engolir. É uma canção linda que dói. Enquanto você dança, sente os joelhos fraquejarem. Esse álbum veio à minha cabeça porque, enquanto lamentamos o violento assassinato do sr. Floyd, devemos sempre lembrar que só podemos ser valorizados se nos valorizarmos. Nos últimos dias, circularam na internet fotografias de soldados camaroneses sufocando manifestantes anglófonos em Bamenda, Buea e outras cidades anglófonas de Camarões, de maneiras bem semelhantes. Há uma violência nessas imagens que atinge como um tsunami. Ao mesmo tempo, li muitos posts nas redes sociais pedindo aos africanos em diáspora que voltem para a África. Embora haja boas intenções por trás disso, é preciso questionar se isso é, de fato, a solução. Todo ser humano deve poder se sentir livre e se movimentar pelo mundo. Enquanto usamos nossas últimas energias para combater o racismo, devemos também enfrentar todos os outros tipos de violência em nossas sociedades — elas estão tão entrelaçadas uma com as outras e umas nas outras. Elas produzem e informam umas às outras e devemos combater o racismo, o classicismo, o sexismo e outras formas de violência, opressão, discriminação e abuso juntos. Para mim, isso parece ser exatamente o que Ti Manno está propondo. Precisamos lutar contra nossos outros problemas para, então, lutarmos uns pelos outros. Unir nossas forças para que seja possível cuidar uns dos outros e nos posicionarmos contra essas violências, como acabamos de ver em Minneapolis e em outros lugares. O próprio Ti Manno morreu bem jovem, e ainda me pergunto o que ele teria escrito hoje. Na verdade, não tenho problemas com a morte em si, a não ser que uma vida seja tirada prematuramente de forma tão brutal e sem sentido aparente, como foi o caso do sr. Floyd. Em geral, embora possa parecer um clichê, acredito que todos nós viemos a este mundo com um propósito específico e, quando terminamos o que deveríamos fazer, poderemos seguir nossa jornada e abrir espaço para que outros respirem. Ainda que Ti Manno tenha partido muito jovem, acho que ele cumpriu o que veio fazer neste mundo. Mas, nos últimos dias, tenho pensado que o mundo precisa tanto da inteligência e da compaixão, da prudência e do amor, da sagacidade e da língua afiada crítica e do poético de Ti Manno para nos ajudar a compreender as marés pelas quais temos navegado. Para nos ajudar a dançar enquanto pensamos e enquanto nos reunimos em solidariedade. Para nos guiar na travessia de nossas tempestades raivosas — não para acalmá-las, mas para servir como uma bússola enquanto navegamos pelas altas marés tempestuosas. A morte de Ti Manno, aos quase 32 anos, em 1985, não foi repentina. Sabia-se, desde 1983, que ele sofria de uma doença terminal. Apesar de todo um esforço coletivo de financiamento por parte da comunidade haitiana nos Estados Unidos — que arrecadou mais de US$ 15 mil para ajudar a salvar sua vida —, isso não foi suficiente para salvá-lo.

A máquina de boatos diz que ele morreu em decorrência da Aids. Dizem que seu funeral em Nova Iorque reuniu uma das maiores concentrações de pessoas haitianas e africanas, enquanto seu irmão conduzia a cerimônia fúnebre. Em seu leito de morte, Ti Manno escreveu um poema para o seu povo, que encontrei *online* — traduzido por Sony Sauveur— e que diz o seguinte:

Mesmo que você não tenha nada para dar,
suas orações são muito mais valiosas do que dinheiro
Sua paixão, cuidado, amor, esforço, boa fé
e sinceridade mostram-me que sua lealdade
é bem mais forte do que uma arma nuclear
Porque o míssil só pode destruir
Toda vez que você lança seu amor,
suas orações e sua coragem contra essa
doença intratável
Para alguém que está passando por dificuldades
isso é como uma linda rosa que você coloca em sua vida
As bombas nucleares destroem a vida e nossas
armas de amor a reconstroem
Não tenho eu o poder de dar ao povo haitiano
aquilo de que são merecedores
Entrego a Deus todos os sentimentos e pensamentos
positivos
que sinto por vocês
Só Deus sabe como lhes retribuir
Não tenho o direito de dar a vocês meu coração
vocês — povo haitiano — já moram nele.

Fragmento III: Nós não comeremos

Contra-atacar é ter esperança, e ter esperança é ser capaz de reagir. Em 1978, enquanto a situação estava tensa na África do Sul sob o *apartheid* — com os sul-africanos ainda se recuperando da tortura e do assassinato de Steve Biko durante a detenção e o interrogatório policial no ano anterior —, e enquanto o procurador-geral do Cabo Oriental se recusava a processar os policiais responsáveis pelo assassinato, a artista sul-africana Letta Mbulu lançou um álbum intitulado *Letta*. Em 1978, o regime do *apartheid* ainda devastava e matava tal qual nos anos anteriores, com o apoio da Força de Defesa Sul-Africana, que frequentemente era mobilizada para "neutralizar" revoltas no país, bem como estava envolvida em ataques externos, como os de Cassinga, em Angola, com a Operação Reindeer. Em meio ao turbilhão, Letta Mbulu lançou "Buza" [Existe uma luz no fim do túnel], uma música incrivelmente emocionante e cheia de esperança. A questão não é realmente se havia luz no fim do túnel, mas, antes, a possibilidade de imaginar uma luz no fim do túnel. A impossibilidade de imaginar essa luz é o que nos leva à inércia. É justamente essa capacidade de imaginar que faz as pessoas se levantarem — contra todas as probabilidades, desprezando todos os perigos aparentes — para sair e protestar, lutando pelo que é certo e pela justiça.

Há alguns dias, com meus filhos, a caminho dos protestos contra a violência policial, o racismo e por justiça após o brutal assassinato do sr. George Floyd, pegamos um Uber. O motorista, um imigrante turco em Berlim, imediatamente tocou no assunto do assassinato assim que entramos no carro. Ele estava tão furioso enquanto falava que havia espuma ao redor de sua boca. Disse que bastava e que estava disposto a lutar. Seguiu dizendo que pessoas negras ricas precisavam criar um exército para revidar e, quando eu disse que não tinha certeza se mais violência resolveria a situação, ele respondeu que, se a violência é a única linguagem que seu oponente entende, então é preciso falar essa mesma linguagem. Nos últimos dias, tinha visto tanta indignação como nunca, em toda minha vida. Indignação e solidariedade. Pessoas que normalmente ficariam no conforto de seus edredons estão, de fato, saindo e expressando seu profundo ressentimento em relação à situação profundamente racista do mundo atual. Para dizer o mínimo — e com certeza posso estar errado —, tenho a sensação de estar vendo uma luz no fim do túnel. Mas ter esperança não pode ser algo errado, pois não ter esperança é como apodrecer na apatia, no descuido. Inúmeras vezes já escrevi sobre uma conversa que assisti certa vez entre Noam Chomsky e Harry Belafonte — com quem Letta Mbulu e seu marido, o grande músico e compositor Caiphus Semenya, trabalharam durante seus exílios nos Estados Unidos. Naquela conversa a respeito do estado deplorável do mundo, Chomsky lamentou, com razão, como dizemos, "venha a nós o vosso reino". Ele soava pessimista e parecia estar desistindo do mundo. No final da conversa, Belafonte — que na época já estava na casa dos 90 anos — disse algo como "Eu não posso me dar ao luxo de desistir" e que estava disposto, mesmo com 90 anos, a pegar em armas e lutar. Acho que isso é algo que você só pode ser dizer se for capaz de imaginar que deve haver uma luz no fim do túnel. Isso me soou como "Buza", de Letta Mbulu.

•

A próxima música desse álbum que eu gostaria de apresentar é "I need you" [Eu preciso de você], sem dúvida alguma uma das mais belas declarações de amor.

A voz de Mbulu é majestosa e ainda se torna melancolia enquanto ela canta "Eu preciso de você, eu te amo!". Percebe-se o brilhantismo da composição e do arranjo musical de Semeneya, trazidos à vida de maneira primorosa pela interpretação de Mbulu e pela percussão de Paulinho da Costa. Até hoje essa música parece ter um significado muito maior. Muito foi dito sobre solidariedade nos últimos meses, seja em relação à condição de "ser refugiado", a crise da covid-19 ou aos regimes racistas que ainda imperam. "I need you" poderia ser facilmente considerada o hino deste momento em que precisamos uns dos outros. Foi-se o tempo em que se podia dizer que se estava lutando apenas contra o sexismo, ou só pelos direitos do povo anglófono de Camarões, ou pelos direitos do povo do Saara Ocidental. Esse é o momento de nos unirmos e lutarmos com e pelos povos oprimidos do mundo; de declarar que é exatamente no "Eu preciso de você" que encontramos e exercitamos a solidariedade. Parafraseando Audre Lorde, não pode haver hierarquia neste espaço de opressão. E aqueles que caem na armadilha dos opressores também precisam declarar "Eu preciso de você" para se libertarem de seus mitos de superioridade e excepcionalismo, e de suas cruzes racistas que carregam há 500 anos. Deve ser um fardo pesado e vergonhoso de carregar por tanto tempo, especialmente sabendo muito bem que essa cruz é tão pesada porque é uma mentira. E que a cada mentira e a cada pessoa negra e não branca morta, essa cruz torna-se ainda mais pesada e devastadora.

A história de uma das artistas mais importantes da África do Sul, Letta Mbulu, é fascinante e não deve ser contada em um texto tão curto. Mas basta dizer que, desde os 13 anos de idade, ela tem estado no ramo musical, tocando com uma banda local e fazendo turnês pelo mundo com o musical *King Kong* — antes de fugir para os Estados Unidos em exílio e lá trabalhar com Miriam Makeba, Hugh Masekela, Jonas Gwangwa e Caiphus Semeneya, além de fazer turnês com Cannonball Adderley e outras pessoas. Depois do *apartheid*, Mbulu e Semenya voltaram para a África do Sul e continuaram suas carreiras musicais. Recentemente, soube que eles criaram ou estão criando uma escola de música e artes cênicas.

Há mais duas músicas no álbum *Letta* que me interessam. Elas vêm de um lugar muito profundo e achei que valia a pena escrever algo sobre elas. Por causa da barreira do idioma, entrei em contato com meu irmão Tumi Mogorosi para uma tradução e contextualização breves.

A canção "Hareje" [possui como título uma] palavra do sul de Sesotho que pode ser traduzida livremente como: "nós não comeremos". Fazer greve de fome como forma de protesto, na minha opinião, é uma das formas mais brutais de expressar insatisfação diante de uma situação. Acho que isso só acontece quando tudo o mais falhou. É óbvio que estou pensando na banda de Istambul Grup Yorum, conhecida por suas músicas de protesto contra o capitalismo e o imperialismo e pela causa curda. Em 2019, alguns membros da Grup Yorum entraram em greve de fome como forma de protestar contra o abuso e a violência do governo turco. Em janeiro de 2020, dois integrantes da banda — Helin Bölek e İbrahim Gökçek — passaram da greve de fome para um jejum até a morte e, em abril e maio de 2020, ambos morreram após mais de 288 dias em greve de fome. A recusa em comer como forma de protesto. Essa forma de privação, sobre a qual Mbulu cantou no verso "Nós não vamos comer até que sejamos livres", foi a última saída que alguns encontraram para pressionar o governo que, em 1978, não estava apenas sob pressão interna do ANC e do PAC,[43] mas também externa, já que países como a Coreia do Sul romperam relações diplomáticas como forma de protesto contra o *apartheid*, e a Assembleia Geral da ONU proclamou 1978 como o Ano Internacional Contra o *Apartheid*. Em "Hareje" (Ha-Ree-Gee), Mbulu entoa longos uivos e *yodels*[44] em busca de fôlego. Em alguns momentos, é como uma luta contra si mesma, antes de ser acompanhada pelo coro. O baixo e a bateria modelam e dão o tom para seu canto assombroso. As exigências não são eliminadas pelo *groove* da música.

•

"Mamani" é uma bela peça musical, cheia de alma. Suave. O violão, o assobio, os chocalhos e as grandiosas intervenções da percussão. A voz incrivelmente lamentosa de Mbulu canta louvores para a jovem tia. Como diz Tumi Mogorosi, "Na maioria dos casos, a irmã mais nova da mãe é próxima das crianças e menos rigorosa do que a própria mãe — que é a irmã mais velha de mamani". Essa palavra é intercambiável em vários idiomas na África do Sul e, nesse caso, refere-se a um grupo de idiomas Tshivenda. Pensando no Estado-nação estabelecido pelo governo do *apartheid*, quando Letta canta em um idioma de um Estado-nação rival, ou o que era coloquialmente chamado de Bantustão, ela evoca um enquadramento conceitual de luta que o Movimento da

43 N. da E.: O autor se refere aos partidos sul-africanos African National Congress (ANC) e Pan-Africanist Congress of Azania (PAC). Ainda que com propostas políticas e estratégias diversas, ambos se posicionavam contra o *apartheid*.

44 N. da T.: Técnica vocal que consiste em alternar rapidamente entre os registros da voz de cabeça e da voz de peito. Quebra vocal intencional que pode acontecer num espaço entre um registro e outro.

Consciência Negra coloca em primeiro plano — a unidade de diferentes Bantustões. Ou seja, todas as pessoas negras unidas, independentemente de divisões étnicas ou identidades, na luta contra o governo do *apartheid.* Letta soa como se implorasse à sua tia favorita. O que mais dizer, especialmente agora?! Ouçam por conta própria...

A arrogância que permite a você cortar o galho onde está sentado

Não consigo comer tanto
quanto gostaria de vomitar.
— Max Liebermann, *Die bildenden Künste im Dritten Reich* [45]

45 Frase atribuída ao pintor judeu-alemão Max Libermann. Em Josef Wulf, *Die bildenden Künste im Dritten Reich* (Gütersloh: Sigbert Mohn Verlag, 1963), p. 36.

Tomada I
A enchente preta, branca e vermelha

Um dia depois de aproximadamente 40 mil pessoas — animadas por *slogans* neonazistas e protofascistas, carregando símbolos fascistas e imperialistas — marcharem pelas ruas de Berlim, supostamente em protesto contra as atuais medidas em relação à covid-19 tomadas pelo governo alemão —, meu filho, uma criança negra de nove anos de idade, me encurralou com uma pergunta quase em xeque-mate: Pai, o que é uma *Reichsflagge* (bandeira Imperial) e porque todas essas pessoas estão balançando elas?

A caminho do parquinho naquela tarde de domingo, ele tinha visto as capas de vários jornais mostrando um mar de pessoas carregando bandeiras pretas, brancas e vermelhas — algumas com e outras sem a águia prussiana, o *Reichsadler*. Enquanto estava no parquinho, ele ouviu várias conversas de adultos que pareciam chocados com o número de pessoas que foram às ruas para manifestar-se sem máscaras ou qualquer forma de distanciamento social, no meio a pandemia da covid-19, e consternados com a violência que eclodiu durante as manifestações. Mas foi o simbolismo da bandeira imperial o que mais chamou sua atenção. Mas como explicar para uma criança de nove anos que, em 2020, milhares de pessoas lotaram as ruas da capital de uma das democracias mais fortes do mundo não apenas carregando símbolos monárquicos, mas também defendendo a volta de alguma forma de império? Basicamente, o sistema democrático que permite que eles se manifestem livremente, ainda que isso os coloque e a outras pessoas em perigo, está sob ataque, e o apelo é, justamente, pela supressão do sistema que lhes garante seus privilégios?

Imediatamente, as imagens que me vêm à cabeça são de pessoas mordendo as mãos que as alimentam ou, no mínimo, cortando o galho onde estão sentadas.

Como explicar para uma criança de nove anos que as variadas constelações bicolores de preto, branco ou vermelho da bandeira imperial remontam aos brasões de várias cidades hanseáticas e da Prússia, assim como à forma tricolor de 1866 para a Confederação da Alemanha do Norte e, posteriormente, para o Reich alemão até sua queda em 1918? Sabe-se que, apesar da proibição do uso da bandeira imperial na República de Weimar em 1919, ela continuou a ser usada como bandeira de guerra naval, assim como pelo Partido Nacional do Povo Alemão (DNVP) — nacionalista e de direita — que era um conglomerado de monarquistas e seus simpatizantes, nacionalistas, antissemitas e xenófobos.

Como explicar para uma criança de nove anos de idade que são justamente esses sentimentos de xenofobia, nacionalismo e antissemitismo que ainda lubrificam a maquinaria que propaga o porte e a agitação da bandeira preta, branca e vermelha hoje em dia, tal como em 1933, quando os nazistas chegaram ao poder e decidiram abolir a bandeira preta, vermelha e dourada da República de Weimar, restabelecendo as cores do Império até 1935, antes de cederem ao uso da suástica como bandeira nacional do Terceiro Reich alemão? Até 1945, uma variação da bandeira imperial era ocasionalmente hasteada nos edifícios de Wehrmacht ou flutuava nos navios da Marinha, em aeronaves militares e em outras máquinas de terror.

Como explicar para uma criança de nove anos que, embora a bandeira imperial não seja oficialmente proibida na Alemanha hoje, tem sido — há muito tempo — um segredo escancarado que essas três cores simbolizam a filiação de neonazistas e nazistas às ideologias monarquistas e nacionalistas, tanto quanto são uma demonstração de desprezo absoluto pelo sistema democrático no qual vivem. Em toda manifestação de extremistas de direita, em todo show de música protofascista, em qualquer festival *völkisch* ou outra manifestação nacionalista e identitária na Alemanha, o ar é profanado pelas várias bandeiras imperiais pretas, brancas e vermelhas e pelas bandeiras de guerra do Reich. Ao lado da bandeira confederada e da suástica, a bandeira imperial têm sido, há algum tempo, o símbolo da supremacia branca — do poder branco e da opressão branca —, mas pode ser exibida a bel-prazer por qualquer pessoa em qualquer lugar da Europa e da América. O fato de essa bandeira não ser oficialmente proibida na Alemanha — considerando o que ela representa ideologicamente — continua sendo um mistério. E isso nos leva a questionar o quanto a Alemanha de hoje é realmente mais esclarecida que a República de Weimar, que via na bandeira imperial uma ameaça iminente à democracia.

Como explicar para uma criança de nove anos que, quando Otto von Bismarck, o *Reichskanzler* [chanceler] que planejou a unificação alemã em 1871 e organizou a Conferência do Congo em Berlim, em 1884-85 — para a qual convidou as chamadas 14 "grandes nações" a se reunirem para a divisão, conquista, saque e colonização da África —, ele o fez sob os auspícios da bandeira imperial que agora está sendo balançada nas ruas de Berlim. Depois da Conferência do Congo, a Alemanha reivindicou para si a minha terra natal, Kamerun alemã (atual Camarões e parte da Nigéria), a Togolândia (atual Togo e parte de Gana), a África Sudoeste Alemã (atual Namíbia), assim como a África Ocidental Alemã (atual Ruanda, Burundi e parte da Tanzânia). Quando os navios de comerciantes alemães e, mais tarde, de soldados coloniais desembarcaram nas costas desses territórios colonizados, da maneira colonial habitual, a primeira coisa que fizeram para marcar seus territórios recém-"adquiridos" foi hastear a bandeira imperial. Sim, a mesma bandeira que foi tão orgulhosamente balançada e enaltecida durante a manifestação contra as políticas preventivas do governo alemão em relação ao coronavírus.

Como explicar para uma criança de nove anos que seus bisavôs, novamente sob a ordem da bandeira imperial, foram forçados a trabalhar como escravos em plantações, produzindo produtos para o mercado europeu ou construindo a ferrovia que facilitou a exportação de matérias-primas e outros produtos de Camarões para a Alemanha? Essa riqueza expropriada de Camarões e de outras colônias foi crucial para a construção da economia e do sistema social alemão, dos quais as pessoas que hoje vão às ruas carregando as bandeiras imperiais ainda se beneficiam. E, quatro a seis gerações depois, os descendentes de alguns daqueles trabalhadores ainda sofrem com a violência e as consequências do empreendimento colonial.

Como explicar para uma criança de nove anos que o primeiro genocídio do século XX, promovido pelo império alemão — liderado pelo General Lothar von Trotha, contra os Ovaherero, liderados por Samuel Maharero, os Nama, liderados pelo Capitão Hendrik Witbooi e o povo San da Namíbia entre 1904 e 1908 —, foi orgulhosamente realizado enquanto a bandeira imperial com a águia tremulava bem alta? O massacre alemão na batalha de Waterberg entrou para a história como uma das guerras mais cruéis e desumanas, onde combatentes e pessoas inocentes foram assassinadas, onde mulheres e crianças foram mandadas para o deserto sem comida nem água, para que morressem lentamente de desnutrição. Isso também foi feito sob os auspícios da bandeira imperial, que é usada, até hoje, com orgulho.

Tomada II
Invasão do Reichstag

Houve uma espécie de expressão ampla e quase unânime de choque por parte de políticos de todas as alas quando foram divulgadas as imagens de centenas de pessoas tentando invadir o edifício do Reichstag. As barreiras foram derrubadas e a multidão, segurando bandeiras imperiais, dirigiu-se para a entrada do palácio. A indignação com esses eventos ecoou por todo lado — justificadamente. Embora há dias circulassem nas redes sociais as mensagens sobre a "invasão de Berlim, conforme expresso por muitos que pretendiam participar das "manifestações contra as medidas sanitárias da covid", ainda sim isso aparentemente pegou de surpresa a grande maioria dos políticos e da própria polícia. No Facebook e em outras redes sociais, grupos foram criados para planejar estratégias não só para provocar a polícia, mas também para derrubar o governo, considerado por eles indigno de representá-los. O clamor de desaprovação e condenação à invasão do prédio do Reichstag pelos manifestantes, em Berlim, variou quando o presidente Frank-Walter Steinmeier declarou que "bandeiras do império e baderna de extrema direita em frente ao Bundestag alemão são um ataque inaceitável ao coração da nossa democracia. Jamais aceitaremos isso".[46] Ou ainda o Ministro Federal das Relações Exteriores, Heiko Maas, que no Twitter [X] escreveu "Todos têm o direito de discutir sobre como lidar com o corona e, é claro, de manifestar-se em defesa de sua opinião. NINGUÉM deve seguir extremistas de direita, colocar policiais em perigo, muito menos expor pessoas ao risco de

46 Ulrich Steinkohl, "Leading German politicians condemn storming of Reichstag at protest" [Principais políticos alemães condenam invasão do Reihstag em protesto], *DPA*, 30 de agosto de 2020, https://www.dpa-international.com/topic/leading-german--politicians-condemn-storming-reichstag-urn%3Anewsml%3Adpa.com%3A20090101 %3A200830-99-363418

infecção. As bandeiras imperiais em frente ao parlamento são vergonhosas."[47] Outras declarações vieram de Olaf Scholz, candidato a chanceler pelo SPD, ao dizer que "Nossa Lei Básica garante a liberdade de expressão e o direito de manifestar-se. Ela é a resposta para o fracasso da República de Weimar e para os horrores da era nazista. Os símbolos nazistas e imperiais, e a bandeira do império não têm nada a ver com o Bundestag alemão",[48] enquanto o presidente do SPD, Nobert Walter-Borjans, declarou que "os organizadores, bem como os manifestantes burgueses, não podem alegar preocupações no que diz respeito às liberdades civis, se eles protestam ao lado de extremistas de direita violentos, cidadãos do Reich e antissemitas na mesma marcha". Até mesmo alguns políticos da AfD, de direita, fizeram uma espécie de crítica ao episódio de invasão do Reichstag, embora, claro, alguns membros da própria AfD tenham sido identificados na linha de frente em alguns vídeos da invasão.

Ainda que essa invasão ao Reichstag tenha sido amplamente lida na mídia e no discurso popular como uma reação exagerada — quase um reflexo de um bando de *hooligans* —, prefiro argumentar que este foi um ato deliberado, bem fundamentado e elaborado, cuidadosamente orquestrado por um movimento de direita, identitário, *völkisch* e *Reichsbürger* que se camuflou sob os protestos contra as medidas "sanitárias" da "covid".

Primeiro, existe uma suspeita nada descabida de que a invasão ao palácio do Reichstag tenha sido um esforço

47 "Berlin: Police call off protests against coronavirus curbs" [Berlim: polícia cancela protestos contra medidas da covid], *DW*, 29 de agosto de 2020, disponível em: https://www.dw.com/en/berlin-police-call-off-protests-against-coronavirus-curbs/a-54751643.

48 "Outrage and mystification. German politicians condemn the events at the Reichstag. The international press reacts with mystification" [Indignação e perplexidade. Políticos alemães condenam os eventos no Reichstag. A imprensa internacional reage com perplexidade], 31 de agosto de 2020, disponível em: https://www.deutschland.de/en/outrage-and-mystification.

para tomar um espaço simbólico que alguns democratas consideram o coração da democracia, enquanto, para os *Reichsbürger*, esse é justamente o coração do Império Alemão. Estes últimos sempre consideraram que o palácio imperial tinha sido mal-apropriado e dessacralizado pela estrutura democrática dos primeiros. Deve-se considerar que o Reichstag foi construído em 1894 para sediar a Dieta Imperial[49] do Império Alemão, que a abrigou até ser incendiado em 1933. É inimaginável que aqueles que anseiam pelo esplendoroso "brilho do sol" do Império Alemão, que celebrava uma classe privilegiada de falsos deuses de sangue azul e subjugava todos os outros, além de suas próprias fantasias coloniais e outros expansionismos, surpreenderam-se com o fato de que membros do Reichsbürgerbewegung (Movimento dos Cidadãos do Reich) — que sempre rejeitaram a legalidade e legitimidade do Estado alemão tal como ele atualmente é, e ainda juram lealdade ao Reich Alemão e ao governo provisório do Reich dentro e fora da Alemanha, que afirmam ser os verdadeiros governantes da Alemanha, e que consideram a República Federal da Alemanha como uma construção administrativa sob o encargo das forças aliadas — quisessem marchar para o Reichstag, por bem ou por mal, apoiados por 40 mil manifestantes. Talvez o Reichstag, por si só, esteja pedindo uma ocupação por aqueles que acreditam no Reich, e uma possível saída seja desimperializar completamente o Reichstag em relação ao Bundestag.[50]

Segundo, não é a primeira vez que o Reichstag é instrumentalizado como um peão importante nesse jogo de

49 N. da E.: Tradução do termo *Reichstag*, o órgão deliberativo do Sacro Império Romano-Germânico, que compreendia a região central da Europa, do século XII a 1806. Em 1871, com a unificação da Alemanha, esse nome foi retomado para a legislatura do Segundo Reich ou Império Alemão, sendo mantido pela República de Weimar e pelo Terceiro Reich, e abandonado pelas duas Alemanhas após a Segunda Guerra Mundial.

50 N. da E.: Órgão constitucional da federação, eleito diretamente pelo povo alemão, o *Bundestag* é o parlamento federal da Alemanha.

xadrez da política nazista. O lamentável e torpe incêndio do Reichstag, em 27 de fevereiro de 1933, é um caso emblemático. O governo nazista aproveitou a oportunidade do incêndio do Reichstag para prejudicar e subjugar o Partido Comunista da Alemanha. O Decreto de Incêndio do Reichstag — que suspendeu as liberdades civis — foi aprovado, os delegados parlamentares do Partido Comunista e outras oposições ao governo nazista foram presos e o partido nazista orquestrou para si uma maioria no parlamento. O comunista holandês Marinus van der Lubbe, de 25 anos, foi acusado de incendiar o Reichstag, sendo julgado, condenado e executado em 1934 por um ato que nunca cometeu, e perdoado postumamente apenas em 2007 pelo veredicto injusto que lhe foi imputado pelos nazistas. Geralmente, considera-se que o incêndio do Reichstag foi uma operação de falsa bandeira realizada pelos nazistas, uma espécie de agente perverso para acelerar seu controle sobre o parlamento. Dessa vez, a pergunta que parece pairar no ar é: o que o atual agente pretende acelerar?

No entanto, é preciso dizer também que a Alemanha tem, em geral, uma relação bastante ambígua com seu passado imperial. Embora concordemos que o Terceiro Reich tenha sido o ponto mais baixo da história alemã, há flertes suficientes e, às vezes, aclamações não tão sutis ao Primeiro e ao Segundo Reich alemão. E mais: há uma cultura de celebração do passado imperial da Alemanha, como se pode observar com a reconstrução do Palácio de Berlim para sediar o polêmico Fórum Humboldt. Vale lembrar que este palácio, que está sendo reconstruído no centro de Berlim, é a denotação emblemática do poder imperial prussiano. Entre o século XV e o início do século XX, o Palácio de Berlim foi a principal residência dos eleitores de Brandemburgo, dos reis da Prússia e dos imperadores alemães. Embora tenha sido danificado na Segunda Guerra Mundial e posteriormente demolido pela República Democrática Alemã (RDA) em 1950, sendo substituído pelo Palácio da República que sediou seu parlamento, o Volkskammer, após a reunificação alemã em 1990, as forças que estavam no poder decidiram reconstruir o Palácio Prussiano com uma cúpula dourada, para acolher culturas de todo o mundo sob o nome de Fórum Humboldt.[51] Infelizmente, essa *Sehnsucht* [nostalgia] da grandiosidade e ostentação imperial prussiana dos séculos XV a XX não é algo muito diferente daquela do Reich alemão. Em um discurso proferido em 2013, para leitores do *site* do Palácio, Wilhelm von Boddien, secretário do Amigos do Palácio de Berlim, declarou que "O palácio irá restaurar a imagem familiar de Berlim, irá completar seu centro histórico e irá curar a paisagem urbana anteriormente ferida. Sua reconstrução está fazendo com que Berlim volte a ser a tão amada 'Atenas às margens do Spree'".[52] Ele prosseguiu comentando o fato de Berlim voltar a ser uma cidade empolgante em termos arquitetônicos, pois está se dedicando a sua arquitetura histórica em oposição à arquitetura moderna. Mas o interessante nos comentários de von Boddien é sua vontade e sua nostalgia e anseio de uma Atenas às margens do Spree — um epíteto para a capital prussiana e, mais tarde, alemã — Berlim —, conforme concebido por Erdmann Wircker em 1706, quando elogiou o soberano Rei Friedrich I por suas importantes realizações culturais e por construir uma Atenas às margens do Spree. Ao celebrar esse retorno na construção do Palácio de Berlim, von Boddien reposiciona e reitera, no presente, as conquistas, a estética, o discurso e a propaganda do Reich prussiano.

51 N. da E.: O Fórum Humboldt conta com quatro grandes alas, cobrindo América, África, Ásia e Oceania, abrigando em seu interior o Museu de Arte Etnológica e o Museu de Arte Asiática. O Fórum Humboldt tem sido objeto de inúmeras críticas dirigidas a sua arquitetura, ao fato de abrigar artefatos que são fruto da espoliação de incontáveis povos e de expô-los sem contextualização.

52 Wilhelm von Boddien, "Where we're now up to: the Berlin Palace – Humboldt Forum is under construction" [Onde estamos agora: o Palácio de Berlim - Humboldt Fórum está em construção], junho de 2013, disponível em: https://berliner-schloss.de/en/news/berlin-palace-is-being-rebuilt-in-its-former-glory/.

Tomada III
Um dilúvio de desproporções

Desde que meus filhos se recordam, eles vão às manifestações comigo. Geralmente é uma decisão coletiva. Quando algo específico acontece ou existe uma causa pela qual lutar, eu apresento a eles o motivo e decidimos juntos, como uma família, se vamos dispor nossos corpos para essa causa. Às vezes eles ficam empolgados, outras vezes não. Geralmente, acordamos cedo no sábado de manhã e começamos a escrever os *slogans* em faixas ou bandeiras que levaremos conosco. As crianças escolhem o que querem expressar como uma forma de desenvolver uma consciência política desde cedo. Quando George Floyd foi morto, levamos nossos cartazes e *slogans* para as ruas em frente à embaixada dos Estados Unidos; quando os neonazistas saem para protestar, participamos das contramanifestações; quando pessoas africanas estavam sendo escravizadas na Líbia, nós nos juntamos aos protestos em frente à embaixada da Líbia — para citar apenas alguns exemplos. Em todas essas ocasiões, parecia haver tantos policiais quanto manifestantes. Principalmente nas manifestações do *#BlackLivesMatter* [Vidas Negras Importam], a proporção de manifestantes para policiais era quase um para um. Cada passo dado era monitorado. Pisar na calçada errada ou no gramado errado era visto como uma provocação, e quase imediatamente éramos orientados a sair.

Foi, portanto, uma surpresa inimaginável ouvir o porta-voz da polícia, Thilo Cablitz, dizer: "Não podemos estar sempre presentes em todos os lugares, foi justamente essa brecha a utilizada para escalar as barreiras, rompê-las e chegar às escadas em frente ao Reichstag".[53]

53 N. da E.: O trecho citado foi extraído da matéria "Politicians are dismayed by events in the Reichstag Corona deniers",

Apesar da informação sobre uma invasão em Berlim ter circulado nas redes sociais por mais de uma semana, a polícia não achou apropriado enviar mais agentes — como normalmente teriam feito — para uma manifestação de esquerda em uma região remota. Vamos supor que os policiais estivessem ocupados com as pessoas em torno do Portão de Brandemburgo e de outros lugares, mas o fato de que apenas três policiais estavam no Reichstag é um grande indício de que os manifestantes de extrema direita e "higienistas" que se manifestaram contra o governo e questionaram sua legitimidade não eram considerados uma ameaça tão grande quanto os corpos de pessoas pretas e pardas — e seus simpatizantes brancos — que protestavam pacificamente contra o assassinato a sangue frio de um homem negro inocente.

Essa resposta desproporcional por parte da polícia em relação a quem está se manifestando e qual a causa em jogo sugere, infelizmente, uma aproximação e um envolvimento direto entre a polícia e a infraestrutura de poder supremacista branca.

Sob esse prisma, outra pergunta que devemos ser capazes de fazer é a seguinte: quem tem o direito de protestar, quando, como e para quê? Essa pergunta é particularmente pertinente aqui porque, em 22 de agosto de 2020, uma semana antes da grande manifestação de 40 mil pessoas contra as medidas sanitárias da covid em Berlim, uma manifestação em homenagem às nove pessoas vítimas de assassinato racista em Hanau, Hassen, no início deste mesmo ano, foi repentinamente barrada. O prefeito de Hanau, Claus Kaminsky (SPD), justificou sua surpreendente decisão de proibir a manifestação uma noite antes do memorial usando a desculpa de que a taxa de transmissão local do vírus tinha aumentado rapidamente. Enquanto

publicada pela *Local News* em 30 de agosto de 2020. A matéria não está mais disponível.

apenas 249 membros das famílias e amigos dos falecidos foram autorizamos a se reunirem, vez dos milhares de manifestantes pacíficos que queriam ir a Hanau em ato de solidariedade, os mercados nos arredores de Hanau puderam funcionar normalmente, sem grandes impedimentos, com várias pessoas nem ao menos usando máscaras. O prefeito de uma cidade onde opera o NSU 2.0, onde Halit Yozgat foi assassinado pelo NSU, e onde o político Walter Lübcke foi assassinado por um extremista de direita, tomou para si o direito de proibir um memorial contra o racismo e a extrema direita, embora considere aceitável o funcionamento de mercados e igrejas.

Agora, coloque essa proibição em Hanau em relação com as 40 mil pessoas que foram autorizadas a marchar em Berlim sem máscaras, sem qualquer distanciamento social, sem qualquer decência e respeito pelos seus iguais. Há uma lacuna enorme e desproporcional que só pode ser explicada pelo fato de que os direitos daqueles considerados como Outros, como pessoas de segunda classe, como os fora das premissas do "*Volk*", fora do domínio do poder supremacista branco — aqueles que querem enlutar seus mortos, que querem homenagear os seus brutalmente assassinados, que querem sair às ruas contra o racismo e a xenofobia —, valem menos do que os direitos daqueles 40 mil que sentem que o Estado está tirando seus direitos e sua liberdade pelo simples fato de pedir que usem máscaras.

Tomada IV: Uma enxurrada de surpresas e indignações

Talvez a verdadeira surpresa em relação às manifestações das 40 mil pessoas contra as medidas sanitárias da covid tenha sido o comportamento de surpresa e indignação dos políticos. Para alguns de nós, isso não foi novidade alguma. Nas últimas duas décadas, temos visto o SPD se deslocar lentamente da esquerda do espectro político para o centro, a CDU se deslocou do centro para a direita e o NPD se transformou em PEGIDA e AfD. Temos visto o solo político da extrema direita ser nutrido, fertilizado e regado. Temos visto como políticos, intelectuais, empresários e pessoas de todos os tipos plantam as sementes amargas e ácidas da xenofobia, do antissemitismo, do racismo e do desprezo por um sistema democrático que, embora não seja perfeito, serve e protege a eles mesmos. Temos visto como a esquerda se tornou identitária, e aqueles que pregavam o evangelho em nome de como se alimentar de forma justa, bioecológica e regional por motivações anticapitalistas e antiglobalização mudarem para uma pregação de merda regional e bioecológica por razões xenófobas, nacionalistas e chauvinistas. Também temos visto o espectro político mudar de tal forma que aqueles de extrema esquerda e os de extrema direita se encontraram e conviveram com o máximo conforto ideológico. E é por esse motivo que, na multidão de 40 mil manifestantes, era possível encontrar tanto salsicheiros-fascistas quanto *hippies* veganos que tinham descoberto um terreno comum. Em uma declaração ao *Rheinische Post* a respeito das manifestações, o chefe da Associação de Investigadores Criminais da Alemanha, Sebastian Fiedler, alertou que uma das possíveis consequências das manifestações contra as medidas sanitárias da covid é que "elas são um ambiente ideal para que os movimentos extremistas conquistem cada vez mais pessoas para suas ideologias [...] Os inimigos da democracia se misturam com parcelas da classe média, então as teorias da conspiração podem se espalhar cada vez mais rápido".[54] É incrível o estado de surpresa e indignação do *establishment* político. Esse comportamento de surpresa e indignação levanta a suspeita de que o ataque às infraestruturas de poder imperial que abrigam o parlamento — o Reichstag — significou mais para os políticos do que o ataque às casas de pessoas refugiadas e à casas e empresas de pessoas imigrantes em toda a Alemanha.

Mas nós vimos isso acontecer. Vimos o princípio Hoyerswerda[55] chegar mais perto da infraestrutura e do símbolo do poder político. De onde vem, então, a irritabilidade dos políticos? É difícil não pensar que esse símbolo de poder não seja mais importante do que os seres humanos aos olhos desses políticos. Desde a reunificação Alemã, em 1990, as autoridades alemãs registraram 94 mortes como vítimas da violência da extrema direita no país, enquanto a Fundação Antonio-Amadeus e outros jornalistas chegaram a números como 198

54 Guy Chazan, "Berlin virus protests show far-right seizing on restrictions fatigue. Radicals are increasingly active in demonstrations against Germany's covid-19 measures" [Protestos em Berlim mostram extrema direita explorando o cansaço das medidas. Radicais estão cada vez mais ativos em manifestações contra medidas da covid-19 na Alemanha], *Financial Times*, 31 de agosto de 2020, disponível em: https://www.ft.com/content/8054693b-5693-4c39-967e-4349ac33db4c.

55 Um princípio que remete aos motins xenófobos de Hoyerswerda, ocorridos entre 17 e 26 de setembro de 1991, na Saxônia. Primeiro, foram os imigrantes vietnamitas que foram atacados por neonazistas, que mais tarde atacaram um hotel social que acomodava trabalhadores contratados moçambicanos e outras casas de repouso, em um esforço para alcançar uma sociedade *ausländerfreie* (sem estrangeiros). Essas pessoas tinham cometido o crime de serem estrangeiras na Alemanha e, como tal, pareciam merecer os insultos, pedras e bombas lançados contra elas, ferindo mais de 32 pessoas e deixando crianças e adultos traumatizados.

mortes em decorrência da violência perpetrada pela extrema direita desde 1990, acusando as autoridades de tentar reduzir os números.[56] Como gostaríamos de ter testemunhado a mesma e até uma indignação maior por parte dos políticos e da população após o ataque a dois bares de *shisha* em Hnau, em 19 de fevereiro de 2020, ou depois do ataque a sinagogas e lojas de *kebab* em Halle, em 2019. Como gostaríamos de ter testemunhado mais ação, mais iniciativas, mais disposição para deter o terror da extrema direita após o assassinato de Walter Lübcke, político de Kessel, em 2019, ou após os milhares de ataques a "prisões" de refugiados em 2015, 2016, 2017, até os dias de hoje. Como gostaríamos de ter testemunhado a mesma ou até uma maior indignação por parte dos políticos e da população após o "grupo de vigilantes", Gruppe Freital,[57] realizar ataques com bombas contra refugiados e seus apoiadores em 2015, ou até mesmo quando o soldado Franco A. se disfarçou como refugiado em 2017 para cometer ataques violentos com o intuito de provocar ainda mais indignação pública contra essas pessoas. Como gostaríamos de ter testemunhado a mesma ou até uma maior indignação por parte dos políticos e da população durante os 13 anos de assassinatos cometidos pela organização terrorista chamada National Socialist Underground (NSU) e agora, durante o NSU 2.0,[58] que foi em grande parte cultivada e alimentada por dados

56 Pedro Hille, "Chronologie: rechte gewalt in deutschland" [Cronologia: violência de direita na Alemanha], *DW*, 18 de junho de 2019, disponível em: https://www.dw.com/de/chronologie-rechte-gewalt-in-deutschland/a-49251032.

57 N. da E.: Gruppe Freital ou FTL/360 é um grupo alemão anti-islâmico de extrema direita formado em 2015 e responsável por diversos ataques a refugiados. Em 2018, seus membros, 7 homens e 1 mulher, foram condenados pelos crimes praticados, por tentativa de assassinato e por formação de organização terrorista.

58 N. da E.: Ver nota sobre no intertítulo "Ato VI", do capítulo "Mas você não pode enganar todas elas o tempo todo: sobreas artimanhas do cuidado", neste volume.

obtidos pela polícia e usados contra pessoas que ousam se manifestar ou defender causas relacionadas à imigração. Como gostaríamos de ter testemunhado a mesma e até uma maior indignação por parte dos políticos e da população durante e após os vários ataques incendiários que ocorreram no início da década de 1990 contra pessoas desabrigadas e qualquer outra pessoa supostamente "de aparência estrangeira", como nos *pogroms* de Rostock Lichtenhagen em 1992, ou ainda o assassinato de duas meninas de 10 e 14 anos e sua avó em Mölln, quando neonazistas jogaram bombas na casa delas, ou o ataque incendiário que matou cinco mulheres de origem turca em Solingen em maio de 1993, ou o assassinato brutal do angolano Amadeu Antonio Kiowa por neonazistas em 24 de novembro de 1990. Em quase todos os casos aqui mencionados, pessoas perderam suas vidas e, ainda assim, a indignação foi maior com o Reichstag. A vida de determinadas pessoas parece ter menos valor do que edifícios e símbolos de poder.

A invasão ao Reichstag foi baseada nas violências mencionadas acima e em tantas outras que nem sequer foram registradas nos arquivos oficiais. A invasão do Reichstag foi possibilitada pela negligência com as muitas violências que testaram os limites da tolerância do Estado ao longo das últimas décadas. E a invasão ao Reichstag é mais um teste da elasticidade da paciência do Estado e de seu ponto de ruptura.

Tomada V
O excesso de liberdade em todo lugar e a liberdade em lugar nenhum

À medida que o vírus da covid-19 — lenta mas eficazmente — encontrou seu caminho usando seres humanos como transmissores para atravessar fronteiras nacionais e continentais no final de 2019 e início de 2020, ficou nítido que, para conseguir conter a propagação do vírus, seria necessário restringir algumas liberdades daqueles que estivessem infectados. Como todo ser vivo, um vírus quer e precisa sobreviver. Para isso, ele precisa do maior número possível de transmissores, e o ser humano rapidamente ofertou a si mesmo. Não só se ofereceu rapidamente, mas, ao invadir e destruir territórios onde os vírus encontravam espaços seguros de proliferação, e ao combatê-los continuamente, forçando-os a sofrer mutações, a readaptarem sua capacidade de estar no mundo, e portanto, a se tornarem ainda mais perigosos, o ser humano acabou provocando até mesmo uma pandemia. Ou seja, a liberdade humana de fazer e desfazer o mundo, ou de moldá-lo a partir de uma posição humano-centrada egocêntrica, tentando limitar a capacidade e a liberdade de existência de outras espécies, foi o que de fato nos trouxe até aqui. De tal forma que, para podermos lutar contra a pandemia na qual nos encontramos, temos que ser capazes de cuidar da nossa espécie pelo menos um pouco melhor do que como estamos cuidando das outras. A resposta instintiva, principalmente do Ocidente, foi uma resposta de poder, ou seja, o mais forte sobreviverá. Ao deixar o vírus se espalhar, adquiriríamos "imunidade de rebanho" e, , sendo que aqueles que são fracos demais para desenvolver imunidade estão livres para morrer. Mas logo ficou óbvio que o vírus poderia, na verdade, não acreditar na noção humana, baseada no capitalismo, de quem é o mais forte. Portanto, era preciso encontrar outro caminho. Nesse esforço de cuidar da nossa espécie, cientistas e governos ao redor do mundo recomendaram o distanciamento social. Quanto menos estivermos juntos, interagirmos, compartilharmos toques, líquidos e o próprio ar, mais poderemos conter e impedir a propagação do vírus. Nos últimos meses, ocorreram debates acalorados entre políticos, cientistas e pessoas comuns sobre qual é a melhor forma de conter um vírus com o qual, evidentemente, não estamos acostumados, mas que ainda assim precisamos combater. O *lockdown* ao redor do mundo foi uma estratégia para forçar o distanciamento social como medida de contenção. Evidentemente, o *lockdown* também representou restrição à liberdade das pessoas, já que tiveram que permanecer em suas casas para proteger a existência da parcela mais vulnerável da sociedade e controlar a propagação do vírus. No entanto, mesmo após o fim do *lockdown*, as pessoas são obrigadas a usar máscaras, manter uma distância de 1,5 a 2 metros, higienizar as mãos com frequência, e os espaços foram reestruturados para se adequarem às medidas de prevenção ao coronavírus. É possível dizer que, embora essas medidas tenham limitado a liberdade individual em certa medida, seu objetivo foi proteger a saúde e o bem-estar coletivo. Pode-se dizer ainda que, por mais rigorosas que tenham sido essas medidas, principalmente na Europa e nos Estados Unidos, existem pessoas em diversas partes do mundo que vivem sob condições restritivas muito piores, por doenças, conflitos armados ou outros fenômenos naturais que geram extrema precariedade.

Durante o período de *lockdown* — enquanto o distanciamento social era amplamente recomendado em diversos países —, muitos no continente africano, assim como na Ásia e na América do Sul, destacaram que não há possibilidade de distanciamento social para quem vive com oito ou mais irmãos ou em famílias estendidas. Além disso, para aqueles que vivem no limite da subsistência, ficar em casa era um luxo que não poderiam se permitir. Apesar dessas dificuldades em adotar o distanciamento social e da ampla ausência de sistemas sociais de proteção capazes de amparar a população, havia uma percepção de que, mesmo com as liberdades restringidas, muitas pessoas fora do Ocidente se esforçavam para lidar com a situação. No entanto, mesmo com esses desafios, não vimos movimentos massivos de oposição a essas medidas.

Enquanto isso, em Berlim, 40 mil pessoas em toda a Alemanha — muitas delas possíveis transmissores do vírus — foram às ruas para protestar, entre outras razões, contra o que chamaram de governo "ditatorial", acusado de restringir suas liberdades ao obrigá-las ao uso de máscaras em lugares fechados compartilhados com outras pessoas. Sim, o mesmo governo que forneceu auxílio financeiro a artistas, pequenas e grandes empresas, engenheiros, bem como às pessoas desempregadas. É quase certo que o governo foi injusto na distribuição dos benefícios relacionados à covid, é quase certo que o 1% mais rico encontrou maneiras de lucrar ainda mais durante a crise — apesar do fato de o restante da população estar afundando em condições sociais e financeiras precárias —, e é quase certo que o governo poderia ter feito melhor. No entanto, ele fez muito mais do que a maioria dos governos ao redor do mundo para ajudar a população enquanto esta era empurrada para o abismo causado pela pandemia de covid. Essas 40 mil pessoas saíram às ruas sem máscaras, cantando, dançando e de mãos dadas em solidariedade, tudo isso para provar ao mundo que a covid-19 era uma mentira. Dado que o vírus tem o potencial de se espalhar rapidamente, 40 mil pessoas andando pelas ruas de Berlim equivalem a milhares de armas biológicas desfilando pela cidade. Em entrevistas na televisão e na rádio — assim como em seus cartazes e faixas —, essas pessoas falavam sobre liberdade. E caminhando pela rua de mãos dadas gritavam em uníssono "Nós somos o povo" e "Não vamos deixar que tirem nossas liberdades". É exatamente essa noção de liberdade sem limites que me preocupa profundamente neste momento.

É compreensível que as pessoas se sintam incomodadas com as restrições sociais que limitam suas liberdades, mas sair por aí como um potencial transmissor do vírus, sem máscara e em total desrespeito às recomendações de distanciamento social nessa escala não passa de negligência e crime. A liberdade individual só é válida se não prejudicar ou limitar a liberdade do outro. Ou seja, sua liberdade termina onde começa a invadir e a restringir a minha. 40 mil armas biológicas desfilando pelas ruas de Berlim, em nome da liberdade, estão possivelmente pisoteando a liberdade de 3,7 milhões de habitantes da cidade e, certamente, representando uma ameaça à saúde de 83 milhões de cidadãos em todo o país. Muitos dos manifestantes foram às ruas em nome de Deus e do Kaiser. Mas, aparentemente, esqueceram-se do princípio fundamental do cristianismo: "amar ao próximo como a ti mesmo". Nos tempos e culturas atuais o que prevalece é "ame a ti mesmo e os outros que se virem". Já na Declaração dos Direitos do Homem e do Cidadão, elaborada na França em 1789, que serviu de base para diversos acordos posteriores e definiu os valores de um futuro liberal para o mundo, estava escrito: "A liberdade consiste em poder fazer tudo aquilo que não prejudique outrem, assim, o exercício dos direitos naturais de cada homem não tem por limites senão os que asseguram aos outros membros da sociedade o gozo dos mesmos direitos".[59] Os manifestantes contrários às

59 Declaração dos Direitos do Homem e do Cidadão (1789), disponível em: http://www.direitoshumanos.usp.br/index.php/

medidas sanitárias da covid, os Querdenker,[60] não estão engajados em um tipo de pensamento diferente ou em uma luta legítima por suas liberdades, mas em violar as liberdades dos outros. Nenhuma liberdade é absoluta, e ela termina não só quando destrói a liberdade alheia, mas também quando incita, ofende e ameaça a segurança pública e prejudica o bem comum. Ao ignorar, de forma aberta e intencional, as medidas de prevenção à saúde implementadas para proteger os mais suscetíveis à contrair a doença, eles abraçam, na prática, o darwinismo social — onde apenas mais fortes devem sobreviver — e uma forma extrema de libertarianismo capitalista, em que o conforto e o trabalho de alguns são priorizados em detrimento da vida, e a liberdade individual é colocada acima da possível morte de outras pessoas.

Seria um equívoco acreditar que essa luta pela chamada "liberdade" — por meio da qual alguém despreza e viola a liberdade dos outros — seja um fenômeno recente. Todo o projeto colonial foi essencialmente realizado sob a justificativa de uma missão civilizatória, a encenação de uma missão de liberdade e a exportação de uma ideia de esclarecimento como forma de libertar os povos da "escuridão eterna". Kant, em sua obra "Resposta à pergunta: 'O que é o esclarecimento?'", escreve logo no primeiro parágrafo: "Esclarecimento é a *saída do homem de sua menoridade, da qual ele próprio é culpado*. A *menoridade* é a incapacidade de fazer uso de seu entendimento sem a direção de outro indivíduo. O *homem é o próprio culpado* dessa menoridade se a causa dela não se encontra na falta

Documentos-anteriores-à-criação-da-Sociedade-das-Nações-até-1919/declaracao-de-direitos-do-homem-e-do-cidadao-1789.html.

60 N. da E.: Movimento criado em 2020 pelo empresário Michael Ballweg, e que reuniu os céticos em relação à pandemia, os antivacinas e os antilockdown, mas também extremistas de direita e antissemitas.

de entendimento, mas na falta de decisão e coragem de *servir-se de si mesmo* sem a direção de outrem. *Sapere aude!* Tem coragem de fazer uso de teu *próprio* entendimento, tal é o lema do esclarecimento".[61] Não é nenhuma surpresa que, quando alguns europeus partiram para colonizar países ao redor do mundo, eles também se apoiaram na noção arrogante de Kant de tirar as pessoas de sua "menoridade da qual eles próprios são culpados" e de salvá-los de sua "falta de decisão e coragem" como justificativa. Isso porque, em suas noções pervertidas de mundo, as pessoas fora do Ocidente eram vistas como não iluminadas, perdidas em menoridade autoimposta. Kant ainda afirmou que "a preguiça e a covardia são as causas pelas quais uma tão grande parte dos homens, depois que a natureza de há muito os libertou de uma direção estranha (*naturaliter maiorennes*), continuem, no entanto, de bom grado menores durante toda a vida. São também as causas que explicam por que é tão fácil que os outros se constituam em tutores deles".[62] Esses mesmos atributos — preguiça, covardia e menoridade — eram os mais amplamente utilizados nos empreendimentos escravistas e coloniais, mesmo quando as pessoas escravizadas aravam os campos para gerar riqueza e construir castelos, impérios, indústrias, rodovias e, por fim, sistemas sociais de saúde e, não menos importante, a democracia da qual muitos países ocidentais tanto se orgulham. Mas o ponto que tento abordar aqui é a liberdade: a liberdade de conquistar a própria liberdade social, econômica, política e tantas outras, suprimindo a liberdade de outras pessoas,

61 Immanuel Kant, "An Answer to the question: what is Enlightenment?" (1784), em *Perpetual Peace and other essays*, trad. ing. Ted Humphrey (Indianapolis, Hackett, 1983), p. 41, grifos do original; ed. bras.: "Resposta à pergunta: 'O que é esclarecimento?'", trad. Floriano de Souza Fernandes, em Immanuel Kant, *Textos Seletos*, org. Emmanuel Carneiro Leão (Petrópolis, Vozes, 1974), p. 100, grifos do original.

62 Ibidem.

tem uma longa história e pode, de fato, ser emblemática da conceituação das culturas ocidentais. É essa liberdade de conquistar a própria liberdade às custas da liberdade alheia que, na verdade, inspirou o poema "O fardo do homem branco: Estados Unidos e ilhas filipinas" de Rudyard Kipling, publicado em 1899 durante a guerra Filipino-americana e a colonização de Porto Rico, Guam, Cuba e Filipinas pelos Estados Unidos. O "fardo do homem branco" se tornou um eufemismo para o imperialismo, por razões óbvias: "por meio de um discurso aberto e simples / Cem vezes mais direto / Buscando o lucro de outro / E trabalhando a ganho de outro / Assuma o fardo do homem branco".[63]

Essa história se estende até o nosso presente. Todas as guerras que países ocidentais têm terceirizado para o Oriente Médio, para a África ou para qualquer outra região, em nome da proteção da liberdade de suas próprias populações, também se encaixam nesse mesmo esquema. Assim, o ex-ministro da Defesa, um social-democrata, do ex-chanceler Gerhard Schröder, ao declarar em 2002, em relação à missão de Bundeswehr no Afeganistão, que "A segurança da República Federal da Alemanha também está sendo defendida no Hindu Kush", estava, na realidade, expressando uma ideia de obtenção da liberdade doméstica a partir da supressão da liberdade de outros povos. Não é necessário dizer que essa noção de liberdade está intrinsecamente ligada a recursos econômicos.

63 Rudyard Kipling, "The White Man's Burden: The United States & The Philippine Islands". N. da E.: O poema, originalmente publicado em *McClure's Magazine*, v. XII, n. 4, fevereiro de 1899, encontra-se disponível na internet e é de domínio público. Publicações posteriores em diferentes idiomas suprimiram o subtítulo.

Tomada VI
Um cataclisma de angústia

Até o momento, 28.050 milhões de pessoas foram infectadas pelo vírus da covid-19 em todo o mundo. Ainda que 20.100 milhões tenham se recuperado, o vírus custou a vida de 908.434 pessoas ao redor do mundo, em menos de um ano. Somente nos Estados Unidos, foram registradas 195.245 mortes, enquanto no Brasil e na Índia, respectivamente, 128.653 e 75.119 pessoas foram mortas pelo vírus.[64]

Como se sabe, o vírus tem devastado principalmente comunidades historicamente marginalizadas e racializadas, sobretudo as comunidades negras e não brancas[65] na Europa e nas Américas. As estatísticas sobre as transmissões e mortes nessas comunidades revelam, na verdade, algo mais profundo: as consequências da privação histórica enfrentada por grupos que foram negligenciados pelos sistemas de saúde pública. Ou seja, as desigualdades na área da saúde estão diretamente ligadas a — e, na verdade, cruzam-se com — segregações raciais, de classe e de gênero que deixam as comunidades mais vulneráveis e com poucos recursos à mercê de doenças graves.

Em diversas partes do mundo, pessoas historicamente desprivilegiadas e racializadas foram compulsoriamente submetidas a viver em áreas mais barulhentas, poluídas e sem saneamento básico, muitas vezes expostas à água e ao ar contaminados. São esses os locais onde conseguem

64 WorldMet, disponível em: https://www.worldometers.info/coronavirus/?utm_campaign=home.

65 N. da T.: No original, "black and brown communities". Decidiu-se traduzir o termo "brown", nesta e em outras ocorrências no texto, pela expressão lusófona "não branco", mesmo que o autor também use, em outros casos, "non-white folks". O interesse é possibilitar ao leitor múltipla interpretação acerca dos contextos de formação das variadas diásporas dos povos do mundo, que não são tidos ou não se identificam no binômio negro/branco nas territorialidades citadas pelo autor.

pagar aluguéis ou comprar um imóvel, e é apenas uma questão de tempo até que essas toxinas ambientais, com as quais convivem diariamente, resultem em problemas de saúde que, mais tarde, serão classificadas como "condição de saúde subjacente". Somado ao fato de que essas áreas têm acesso limitado a serviços de saúde de qualidade e a alimentos saudáveis e nutritivos, a própria ideia de "condição de saúde subjacente" ganha um novo significado. Essas condições crônicas, como câncer, diabetes, doenças pulmonares, cardíacas, obesidade e renais — frequentemente associadas a pessoas idosas —, tornam-se cada vez mais comuns entre as comunidades negras, não brancas e outras minorias de baixa renda, mesmo entre os mais jovens. As "condições de saúde subjacentes", portanto, não refletem apenas questões de saúde, mas também de discriminação de classe e racial presente em certos grupos demográficos. Com sistemas imunológicos mais debilitados, essas comunidades obviamente enfrentam um risco maior de desenvolver complicações graves caso sejam infectadas pela covid-19.

Outro fator crucial que explica as altas taxas de transmissão e mortalidade em comunidades historicamente desprivilegiadas, racializadas e violentadas são as questões relacionadas ao *lockdown* e ao distanciamento social. Para conseguirmos "achatar a curva", foi-nos dito que deveríamos ficar em casa. No entanto, pouca atenção foi dada a questões como quem tem uma casa ou quem pode se dar ao luxo de ficar em casa. Para a maioria das comunidades desprivilegiadas, ficar em casa era equivalente a um suicídio. Assim, a escolha era ir trabalhar e possivelmente pegar covid-19 ou ficar em casa e morrer de fome, além de não conseguir pagar o próprio aluguel e os empréstimos bancários. Assim, a ideia de "ficar em casa" se mostrou como mais um indicador de privilégios. Além disso, a maioria dessas comunidades historicamente desprivilegiadas em recursos estava literalmente na linha de frente do combate contra a covid-19. Isso porque uma parcela significativa de enfermeiros dos hospitais na Inglaterra é composta por imigrantes africanos e asiáticos, assim como uma grande parte dos profissionais da área da saúde em todos os níveis nos Estados Unidos e no Canada são negros e latinos. Na Alemanha, milhares de búlgaros e romenos foram trazidos para colher aspargos ou trabalhar em frigoríficos — para satisfazer o apetitoso desejo por salsichas e aspargos brancos daqueles que marcharam sobre Berlim em protesto —, enquanto outros desfrutavam do privilégio de ficar em casa durante uma das piores pandemia de nosso tempo. A questão não era apenas sobre colher aspargos ou abater porcos, mas sim a intencionalidade por trás do fato de que esses trabalhadores foram alojados em dormitórios superlotados, sem qualquer possibilidade de distanciamento social. Isso resultou em centenas de trabalhadores infectados pela covid-19 em Renânia do Norte-Vestfália e em outras regiões. Na França e em outros países ocidentais, as pessoas que realizam os chamados "trabalhos desagradáveis" de limpeza, bem como de cuidadores em casas de repouso, são em sua maioria imigrantes de diversas origens e regiões. Muitos deles já sofriam das "condições de saúde subjacentes" racializadas e capitalizadas que discutimos anteriormente. Levando isso em conta, além do fato de que as pessoas em equipamentos de acolhimento para refugiados, trabalhadores em dormitório superlotados e pessoas negras e não brancas em bairros pobres recebem atendimento de saúde precário, insuficiente ou tardio — em razão da falta de infraestrutura, dificuldades de acesso a exames, diagnósticos, tratamento e ventilação mecânica —, fica evidente a razão pela qual as taxas de mortalidade são tão altas nessas comunidades.

O ponto que estou destacando é que, se temos 40 mil pessoas potencialmente infectadas marchando em protesto pelas ruas de Berlim ou em outras partes do mundo, o que isso realmente representa para essas comunidades já vulnerabilizadas, que são forçadas a fazer parte do grupo precário de "condições de saúde subjacentes"? É muito difícil não relacionar isso à intencionalidade de amontoar trabalhadores imigrantes em dormitórios e aceitar a possibilidade de que eles possam ser infectados. Também é muito difícil não pensar nisso no contexto de uma ideologia fascista que considera imigrantes, pessoas não brancas, deficientes, doentes, idosos e improdutivos — os chamados "não arianos" — como descartáveis e elimináveis de suas sociedades. Então, o que significa dezenas de milhares de armas biológicas sendo liberadas e potencialmente infectando justamente aqueles que são sistematicamente sujeitados a "condições de saúde subjacentes"? É essa a intenção?

Tomada VII: Uma enxurrada movendo-se para a esquerda e para a direita

Vivemos tempos estranhos. Talvez o maior desafio atual seja manter separados os extremos do espectro político. Historicamente, quando a esquerda e a extrema direita se unem, o resultado nunca é benéfico para a humanidade, como bem pudemos observar nas ruas de Berlim e em outras cidades, quando dezenas de milhares de manifestantes se opuseram às recomendações relacionadas à covid-19, aos sistemas políticos vigentes e defenderam estruturas imperiais e antidemocráticas. Nessa mobilização, podia-se encontrar pessoas tanto de esquerda quanto de extrema direita marchando de mãos dadas, contaminando-se mutuamente. Há alguns anos, muitos deles estariam em lados opostos do espectro político, trocando insultos, já que era bem claro de que lado estavam os então chamados *besorgte Bürger* [cidadãos preocupados]. No entanto, com o passar do tempo, parte da esquerda migrou confortavelmente para o campo dos "bem-intencionados" ou, pelo menos, a linha que separava esses grupos parece ter desaparecido, tornando essas distinções políticas entre esquerda e direita, em muitos casos, redundantes.

Ao serem confrontados com essa realidade, muitos que se autodeclaram de esquerda e conscientes de suas posições afirmam que não sabiam que sua manifestação pacífica seria cooptada por grupos violentos de extrema direita, responsáveis por invadir o Reichstag. Eles argumentaram que acreditavam estar em lados opostos, seguindo na direção certa. Após a eclosão da violência, alguns assumiram um tom de desculpa, mas o estrago já estava feito. Naqueles espaços, parte da esquerda acreditou que poderia nadar junto ou, pelo menos, remar o barco da neutralidade, enquanto navegava em águas obviamente contaminadas por ideologias fascistas. Mas a pergunta que logo surgiu foi: por que eles não se manifestaram separadamente? Por que precisaram se tornar cúmplices de um caminho que alegavam ser seu, mas que deveria ser expresso de forma distinta? É possível deitar-se com um fascista sem ser — ou pelo menos, sem se tornar — um deles? Como Jules Evans destaca em seu artigo "Nazi Hippies: when the New Age and Far Right overlap",[66] há uma longa história de interações ideológicas entre a direita e a esquerda na Alemanha, mas também em outros países. Evans escreve "Hitler, Hess, Himmler e muitas outras figuras nazistas eram adeptos da medicina alternativa, dietas orgânicas e vegetarianas, homeopatia, antivacinas e cura natural — sem mencionar a cultura do naturismo e das práticas naturalistas. Hess, o vice Führer, abriu um centro de práticas médicas alternativas em Dresden em 1934. Himmler, por sua vez, apoiava a medicina alternativa — como o uso de extratos de plantas para curar o câncer — e autorizou experimentos em prisioneiros de campos de concentração para essas pesquisas".[67]

Outro grupo que rapidamente se alinhou com os *besorgte Bürger*, *Reichsbürger*, conspiracionistas, negacionistas da covid e *Querdenker* de todos os tipos foram os cristãos, talvez fundamentalistas cristãos de alguma denominação que poderíamos chamar de evangélicos, mas nunca se sabe ao certo. Das manifestações em Berlim aos comícios de Trump, era comum ver faixas com frases como "Deus está no controle" e "abram nossas igrejas". Em entrevistas, alguns manifestantes afirmaram

66 Jules Evans, "Nazi Hippies: when the New Age and far right overlap" [*Hippies* nazistas: quando a Nova Era e a extrema direita se sobrepõem], *Gen*, 4 de setembro de 2020, disponível em: https://gen.medium.com/nazi-hippies-when-the-new-age-and-far-right-overlap-d1a6ddcd7be4.

67 Ibidem.

que, se é a vontade de Deus que morram, estavam prontos para isso. O que eles não se preocuparam em considerar foi se seus "vizinhos" estavam igualmente preparados para isso. No início da pandemia, igrejas e outras instituições religiosas desempenharam um papel significativo na disseminação do vírus, já que muitos continuaram se reunindo, embora fosse evidente o risco de contaminação cruzada. Alguns cristãos acreditavam que o vírus era a ira de Deus contra o mundo e que se reunir para orar seria suficiente para se livrar do vírus. Muitos citavam versículos bíblicos, afirmando que Deus, às vezes, usa doenças para corrigir ou punir aqueles que o rejeitaram. Agora, as pessoas são livres para seguir qualquer Deus e praticar suas crenças como quiserem, mas expor outras pessoas ao risco é algo criminoso. No entanto, isso também não é novidade. Não é preciso recuar para a cumplicidade do cristianismo durante a Era dos Conquistadores, com o brutal sistema de escravidão, tampouco para o papel ativo que o cristianismo desempenhou no empreendimento colonial. Vamos nos concentrar em um contexto mais conhecido e em um período não tão distante nas masmorras da história. Ver cristãos desfilando ao lado de neonazistas hoje nos obriga a refletir sobre as alianças profanas entre eles e a Alemanha nazista. Em 1930, os 40 milhões de protestantes da Igreja Evangélica Alemã, que abrangia as tradições da Reforma Teológica (Luterana, Reformada e Unida), também abrigava um subgrupo em suas fileiras chamado *Deutsche Christen* (cristão alemães). Como se sabe "os 'cristãos alemães' abraçaram muitos aspectos nacionalistas e raciais da ideologia nazista. Quando os nazistas chegaram ao poder, esse grupo buscou a criação de uma 'igreja do Reich' nacional e apoiou uma versão 'nazificada' do cristianismo".[68]

68 Holocaust Encyclopedia, disponível em: https://encyclopedia.ushmm.org/content/en/article/

Obviamente, havia oposição dentro da igreja, como a *Bekennende Kirche* (Igreja Confessante), que colocava a lealdade da igreja em Deus e nas escrituras, e não no Führer, o que levou à famosa *Kirchenkampf* (luta entre igrejas) dentro do protestantismo alemão.

Em relação à Igreja Católica, que contava com 20 milhões de fiéis na Alemanha nazista, a ideologia nacionalista não estava tão enraizada quanto na Protestante, visto que os nazistas já demonstravam um forte anticatolicismo durante sua ascensão ao poder. Isso gerou muita desconfiança dentro da Igreja, especialmente porque, durante a República de Weimar, o Catholic Centre Party [Partido Católico do Centro] estava em coalizão com partidos governamentais e alinhado com as ideologias social-democratas e esquerdistas do Partido Democrático Alemão. Ainda assim, houve muitos momentos em que o clero católico simpatizou, concordou ou tentou manter-se neutro diante das atrocidades características do terror nazista. Tanto nas igrejas católicas quanto nas protestantes da Alemanha, "havia membros, incluindo clérigos e importantes teólogos, que apoiavam abertamente o regime nazista. Com o tempo, o sentimento antinazista cresceu nos espaços das igrejas protestantes, tanto quanto nos círculos católicos, à medida que o regime nazista exercia maior pressão sobre eles" e "a tática geral da liderança das igrejas protestantes e católicas da Alemanha era de cautela em relação a protestos e de compromisso com a liderança do Estado nazista sempre que possível".[69]

the-german-churches-and-the-nazi-state

69 Ibidem.

Tomada VIII
Uma chama, em chamas

É o segundo sábado após as grandes manifestações dos "*Querdenker*" em Berlim e em outras cidades, e milhares de antivacinas, neoimperialistas, protofascistas, *hippies* e fundamentalistas cristão continuam ocupando as ruas em protesto contra a suposta violação de seus direitos humanos por governos que os obrigam a usar máscaras ou contra alguma outra coisa que consideram uma ameaça. Nessa semana, os campos de detenção, na qualidade de campos de refugiados, em Moria foram incendiados. Sob condições desumanas, o campo de Moria, projetado para abrigar cerca de 3 mil refugiados, acabou recebendo 13 mil pessoas de 70 nacionalidades diferentes. Em condições que as pessoas jamais permitiram que seus cães vivessem. Agora, Moria foi praticamente apagado do mapa, e dificilmente há qualquer sinal de indignação entre os políticos europeus. Enquanto crianças e seus pais e pessoas que fugiram de conflitos armados e da fome em busca de refúgio na Europa agora dormem nas ruas e são atacadas com gás lacrimogêneo pela polícia grega, os governos europeus continuam jogando seus jogos políticos. Enquanto alguns países europeus fazem gestos hipócritas, acolhendo algumas dezenas ou centenas de crianças, pergunto-me se essa não seria uma causa justa para que 40 mil pessoas ocupassem as ruas em defesa dos direitos de outros seres humanos cuja humanidade lhes tem sido completamente retirada. Uma luta pelos direitos daqueles que perderam o pouco que tinham nos incêndios e que agora enfrentam uma realidade na qual os moradores da ilha de Lesbos bloqueiam estradas para impedir que ONGs distribuam alimentos, água e medicamentos aos sobreviventes desse incêndio criminoso em Moria.

É o segundo sábado após as grandes manifestações dos "*Querdenker*" em Berlim, e vou com meu filho de nove anos à igreja de Santa Clara, em Neukölln, onde ele foi batizado, para sua aula de catequese. Enquanto nos sentamos lá, ainda de máscara, ouvindo o padre pregar sobre como encontrar um lar em Jesus, não pude deixar de pensar nos milhões de pessoas desabrigadas ao redor do mundo, aos quais foi feita a promessa de encontrar um lar em Cristo, enquanto suas casas eram tomadas ou destruídas.

É o segundo sábado após as grandes manifestações dos "*Querdenker*" em Berlim, e me sento nessa Catedral de Santa Clara com meu filho, refletindo sobre como, em tão pouco tempo, pessoas comuns, empresas e magnatas se comprometeram a doar até 750 milhões de euros para reconstruir a Catedral de Notre-Dame após o incêndio em 2019.[70] É difícil não notar a enorme disparidade entre o presidente francês Emmanuel Macron, o presidente do Conselho Europeu, Donald Tusk — que convocou os estados-membros da União Europeia a se unirem e oferecerem apoio —, o presidente Donald Trump e até mesmo alguns líderes africanos que se prontificaram a ajudar quando a Notre-Dame pegou fogo, em contraste com o silêncio ensurdecedor diante do incêndio em Moria, que lançou 13 mil pessoas — já vivendo em um estado semelhante ao purgatório — no inferno. Mas é aqui que as pontas se conectam. As forças que produziram a violência que levou à invasão do Reichstag são as mesmas que permitiram a existência de Moria em primeiro lugar. E embora se pense que Moria é um lugar distante, Moria é e será também aqui, um dia.

70 Alice Cuddy e Bruno Boelpaep, "Notre-Dame fire: Has too much money been given to rebuild it?" [Incêndio na Notre-Dame: foi doado dinheiro demais para a sua reconstrução?], *BBC*, 24 de abril de 2019, disponível em: https://www.bbc.com/news/world-europe-48039770.

A memória é nossa maldição e nossa benção. É a nossa capacidade de lembrar o que aconteceu no passado e a nossa consciência sobre a criação de uma memória do e para o futuro que realmente pode nos proteger de cair nos mesmos abismos que nossos ancestrais caíram. Quando Max Liebermann se inclinou para fora da janela de sua casa na Pariser Platz, em 30 de janeiro de 1933 — o dia em que o poder foi entregue aos nacional-socialistas —, observando uma procissão de tochas dos nazistas, ele teria dito, em seu estilo berlinense "Ick kann jar nich soville fressen, wie ick kotzen möchte (Não consigo comer tanto quanto gostaria de vomitar)". Vamos nos lembrar disso. Temos a lembrança de como as coisas terminaram. A memória é algo extraordinário. E, à medida que nutrimos e cultivamos memórias passadas e futuras, devemos estar atentos e preparados para correr como o vento. Como Matana Roberts canta repetidamente no álbum *Coin Coin Chapter four*, "Eu sou uma criança do vento [...] corra, querida, corra. Corra como o vento. A memória é a coisa mais extraordinária."[71]

20 de setembro de 2020
Bonaventure Soh Bejeng Ndikung

71 Matana Roberts, *Coin Coin Chapter Four*: Memphis, 2019.

Poslúdio
Hemley Boum

Uma lembrança recente me vem à mente enquanto leio este livro. Meses atrás, logo após o assassinato de George Floyd e das manifestações que aconteceram no mundo todo, Assa Traoré, uma ativista antirracista, ao lado de outros grupos comprometidos na luta contra a violência policial e o racismo, organizou uma passeata em Paris. Meu filho queria participar. Lembro-me bem do medo irreprimível que apertou meu estômago. Meu filho é um jovem adolescente negro, e havíamos acabado de ver um homem negro ser morto por um policial como um cachorro na calçada. Não foi a primeira vez e, infelizmente, não será a última. Assa Traoré já lutava há vários anos para descobrir a verdade sobre a morte de seu irmão, Adama Traoré, durante uma abordagem policial.

Cresci em um ambiente que tinha sua própria parcela de injustiças e violências e, é claro, também li Fanon, Césaire, Morrison, Wright e outros. Como regra, nunca me esqueço do fato de que sou mulher: nenhuma das sociedades em que vivi me deu essa liberdade. Fora de África, principalmente neste Ocidente democrático, livre e evoluído, descobri que era negra. Portanto, uma mulher negra — minha expressão mais simples. Durante muito tempo, acreditei ser capaz de ignorar essa denominação. Mas agora sei que não sou. Não é o que penso de mim que importa, mas sim a capacidade que tenho de me defender contra aqueles que desejam me ferir por eu ser quem sou. A sociedade francesa proíbe, de forma repetida e autoritária, que os não brancos se defendam mutuamente, se organizem politicamente ou estabeleçam um sistema coerente e eficaz de retaliação. Como todos os cidadãos, somos incentivados a confiar a responsabilidade da nossa segurança à República. Além disso, aqui, como na maioria das sociedades ocidentais, o racismo não é uma opinião, mas sim um crime passível de punição pela lei. O fato é que todas as pessoas racializadas passam por isso repetidamente, independentemente de país ou classe social. Mais cedo ou mais tarde, deparamo-nos com a figura hedionda desse resíduo da escravidão e da colonização. Nenhum de nós sai ileso desses confrontos, e alguns de nós morrem por causa deles. Apesar de aprovar e admirar essas pessoas que travam batalhas com as quais eu concordo plenamente, eu não queria que meu filho — um adolescente negro — participasse dessa marcha. Meu filho tem o perfil daqueles que, aos montes, em todo o Ocidente — incluindo as Américas e a Orla do Pacífico —, estão sendo impunemente violentados ou mortos. E, como todos os pais que se parecem comigo, não tenho meios de defendê-lo. A sociedade proíbe-me de ensiná-lo como estruturar suas lutas. A única escolha que nos resta é o medo abjeto. Como se o tempo tivesse parado desde a escravidão e a colonização. Minha capacidade pessoal de encontrar brechas não é mais uma solução; aqui, trata-se de comunidade, um "nós" unido e engajado em todo o mundo, nas várias frentes dessa luta pela dignidade. Então, eu tenho esse sonho maluco. Mas outros o realizaram antes de mim, outros acreditaram nele. Sigo os passos deles e sonho com uma África desejável, unida e forte — nossa terra prometida, nosso lar. Quer tenhamos sido deportados, quer tenhamos fugido em busca de refúgio em outro lugar, quer tenhamos partido por vontade própria, quer tenhamos nos misturado culturalmente no mais alto nível ou escalado as hierarquias de todas as sociedades, o primeiro valentão que chega pensa que se gritar em nossas caras "voltem para casa!", se nos expulsarem, ficaremos na rua porque não temos lar. O mundo inteiro, incluindo pessoas africanas, parece aceitar que a África é um pântano repugnante destinado a permanecer assim. Dezenas de Barack Obamas podem se suceder como presidentes dos Estados Unidos, inúmeros sucessos individuais podem restaurar nosso orgulho ferido, mas só poderemos habitar o mundo de cabeça erguida, como uma comunidade, quando pudermos dizer aos nossos filhos "aqui está seu legado reparado. Vocês não são desabrigados, são viajantes. Vocês vão por vontade própria e voltam quando desejarem. Aqui somos grandes o suficiente, generosos o suficiente para receber todos vocês de volta". Simbolicamente, deixaremos de ser o parente pobre, à mercê do mundo, o único corpo proibido de se defender, no dia em que a África se tornar novamente a terra do nosso orgulho, nossa maior conquista, nosso maior desafio.

Agradecimentos

Cuido e sou cuidado por inúmeras pessoas, mas agradeço especialmente a Elena Agudio, Pamela Akwen, Antonia Alampi, Arjun Appadurai, Lynhan Balatbat-Helbock, Bona Bell, Seloua Luste Boulbina, Hemley Boum, Sagal Farah, Adama Delphine Fawundu, Chiara Figone, Tanka Fonta, Raisa Galofre, Pélagie Gbaguidi, Natasha Ginwala, Anna Jäger, Ananya Kabir, Kelly Krugman, Olivier Marbeouf, Achille Mbembe, António Pedro Mendes, Kamila Metwaly, Abhishek Nilamber, Beya Othmani, Solvej Ovesen, M. NourbeSe Philip, Elena Quintarelli, Lorenzo Sandoval, Pius Bejeng Soh, Theresia Lum Soh, Kenneth Soh, Cynthia Soh, Jörg-Peter Schulze, Lema Sikod, Lili Somogyi, Adam Szymczyk, Mirabel Tengi, Jonas Tinius, Sunette Viljoen, Archive Books, SAVVY Contemporary, e a todas e todos outros aqui não mencionados. Agradecimentos especiais a Mahalia Luise Soh Ndikung, Amiri Lias Soh Ndikung, Johanna Ndikung e que as bênçãos de Pius Bejeng Soh continuem reinando sobre nós.

Nunca se escreve sozinho. Toda escrita, pelo menos no meu caso, é um processo coletivo que pode ser assinado por um, mas este um deve implicar e incorporar os muitos. Os muitos seres, pessoas, coisas e circunstâncias que se envolvem em conversas, discussões, conselhos, ouvindo — principalmente nas horas profanas da noite —, editando, checando dados, revisando, traduzindo, publicando e tantas outras coisas que os seres vivos nem imaginam.

Ouça as músicas da
playlist aqui também:

Playlist [Fragmentos]

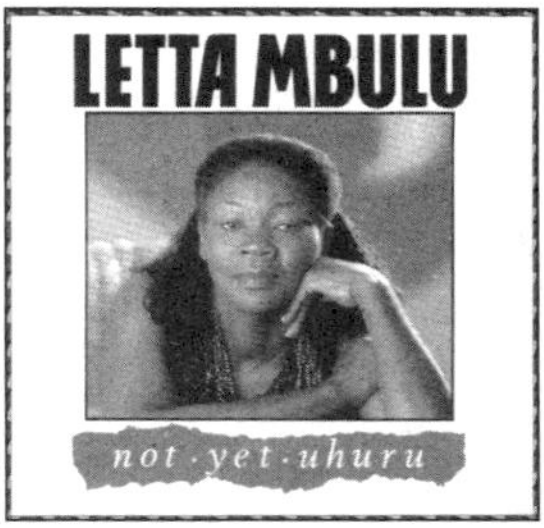

1 Música Carry on

Letta Mbulu
Not Yet Uhur, 1996

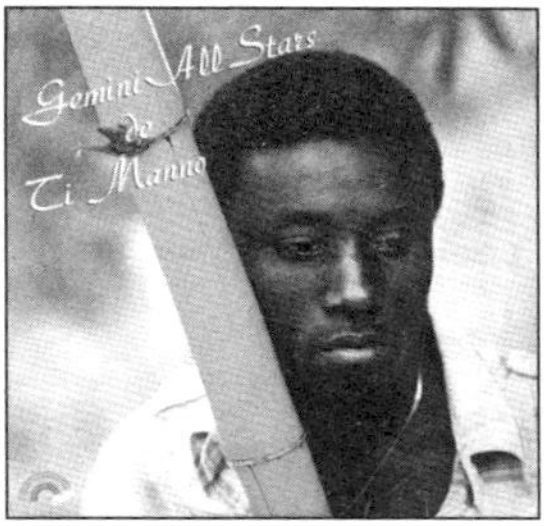

2 Música Na Danjé
3 Música Sort Tiers Monde

Ti Manno
Gemini All Stars, 1982

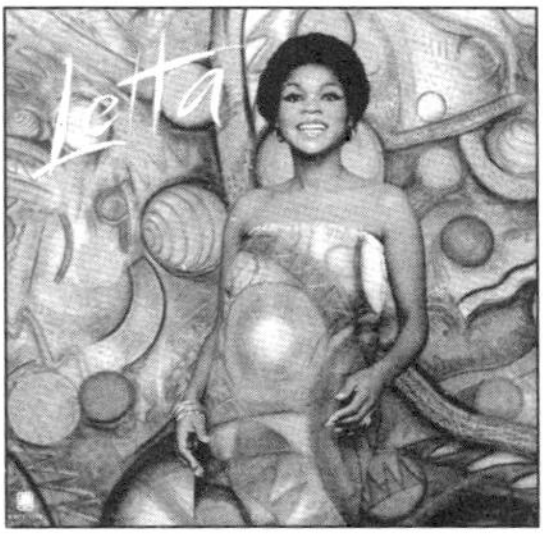

4 Música Buza (There's a light at the end of a tunnel)
5 Música I need you
6 Música Hareje (Ha-ree-Gee)

Letta Mbulu
Letta, 1978

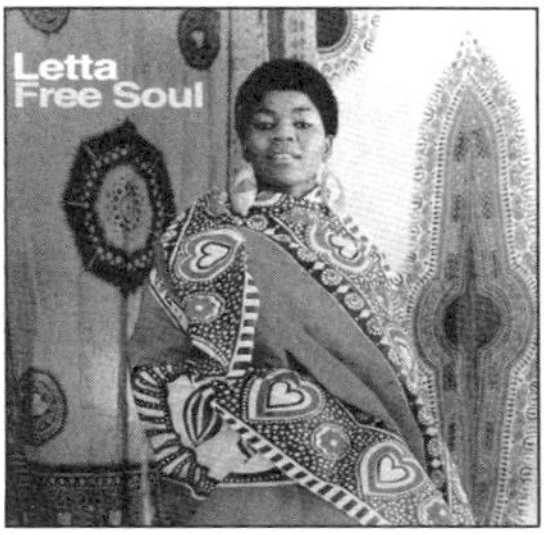

7 Música Mamani

Letta Mbulu
Letta – Free Soul, 1968

As faixas desta *playlist* são citadas, em ordem, nos intertítulos do capítulo "Quem se importa com o cuidado quando ele mesmo é o álibi?: uma lamentação em três fragmentos e sete músicas", neste volume. Também, para a audição das músicas, poderá ser acessado o *link*: https://open.spotify.com/playlist/3IXiZQx2F3HSqz0Zq2pFz1.

AS ARTIMANHAS DO CUIDADO
Bonaventure Soh Bejeng Ndikung

AUTORIA Bonaventure Soh Bejeng Ndikung
TRADUÇÃO E NOTA Bruno da Silva Amorim
PREFÁCIO Ricardo Aleixo
POSLÚDIO Hemley Boum
EDIÇÃO E DIAGRAMAÇÃO Leonardo Araujo Beserra
PREPARAÇÃO E COEDIÇÃO Ana Godoy
REVISÃO Lia Urbini
CAPA E PROJ. GRÁFICO DE MIOLO Namibia Chroma Estúdio

TÍTULO ORIGINAL *The delusions of care* (Archive Books, 2021)

ISBN 978-65-86598-46-9
Praça Dom José Gaspar, 76, Conj. 83, Ed. Biblioteca, Centro, São Paulo – SP, 01047-010 | glacedicoes@gmail.com

Dados Internacionais de Catalogação na Publicação (CIP) de acordo com ISBD

N337a Ndikung, Bonaventure Soh Bejeng

As artimanhas do cuidado / Bonaventure Soh Bejeng Ndikung ; traduzido por Bruno da Silva Amorim. - São Paulo : GLAC edições, 2025.

128 p. : il. ; 12cm x 19cm.

Tradução de: The delusions of care
Inclui índice e anexo.

ISBN: 978-65-86598-46-9

1. Antropologia. 2. Cuidado. 3. Aspectos filosóficos e políticos. 4. Psicopolítica e biopolítica. 5. Psicanálise e relações de poder. I. Amorim, Bruno da Silva. II. Kaeru, Iezu. III. Título.

2025-3868 CDD 301 CDU 572

Elaborado por Odilio Hilario Moreira Junior - CRB-8/9949
Índice para catálogo sistemático:
1. Antropologia 301 - 2. Antropologia 572

Este livro foi impresso nos papéis Pólen Bold 70gr (miolo) e Supremo LD 250gr (capa), nas fontes da família Times New Roman, em setembro de 2025, pela Gráfica Graphium.

#NãoTrabalhaMaisAqui

O homenzinho foge do leitor, parece pular as lajes de casas e prédios. Uma fonte em estilo *art nouveau* que, declaradamente, tira sarro da própria arte. Um adesivo sobre uma capa sem impressão, trazendo dúvidas acerca da realidade de seu conteúdo. Neste *design*, reúnem-se os textos escritos por artistas, curadores ou coletivos de arte que ou refundam o próprio signo da arte ou fundam um novo *modus operandi* de produção junto dà sociedade, seja por meio da subversão de suas ideias, seja por meio da contradição de seu meio — o qual tornam aparente. Uma coisa é certa: existe um mundo inteiro para ser apropriado pela arte. Nada falta, tudo se questiona e se reapropria.

EM VISTA DE UMA PRÁTICA *READY-MADE* !